汉竹编著·亲亲乐读系列

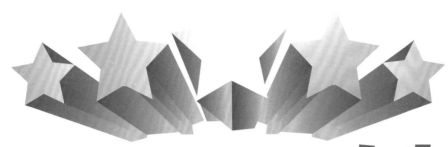

五星月嫂
教你护理新生儿

张素英 主编

U0304956

汉竹图书微博
http://weibo.com/hanzhutushu

江苏凤凰科学技术出版社
全国百佳图书出版单位

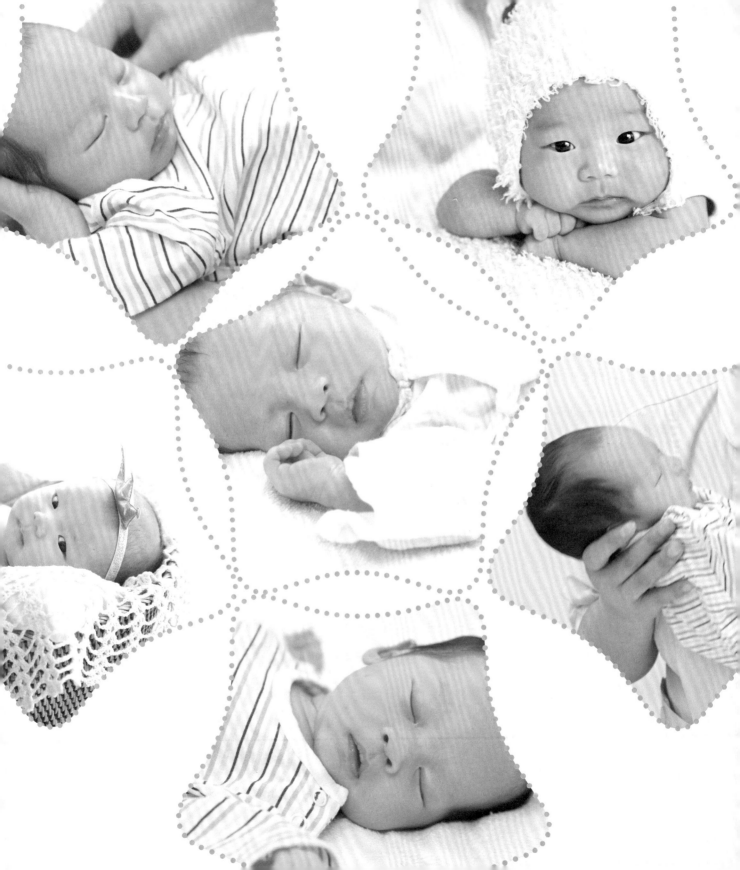

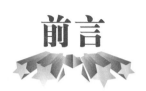

前言

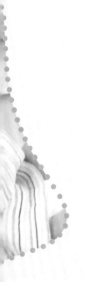

从宝宝降生那一刻开始，全家迎接了一份幸福，也迎来了一份责任。宝宝的养育对于新手爸妈来说就是一个问题，在许许多多的疑问和选择面前，往往不知道什么是适合宝宝的。那么，到底是向周围有经验的人请教，还是询问医生？

如果你还无法拿定主意，或是无法分辨哪一种养护方法最合适，那么就翻开这本书，将五星月嫂带回家，随时随地解决你在育儿路上的所有难题！

本书在喂养新生儿方式上给出了非常实用的介绍，让没有经验的纯母乳喂养的新妈妈也能将宝宝喂养好，还给出了催奶的小妙招，新手爸妈再也不用担心宝宝的粮袋了。对于混合喂养及人工喂养的新妈妈来说，这里也有详实的喂养宜忌及喂养方法，让非纯母乳喂养的宝宝也能同样地茁壮成长。

喂养宝宝不容易，护理宝宝同样也有许多问题。

穿多了？穿少了？睡得好不好？怎么洗澡？这些问题总是困扰着众多新手爸妈。面对娇嫩的新生儿，新手爸妈总是不知道如何护理才好，不过不用担心，因为这里就有专业的五星月嫂来教你如何护理宝宝。从宝宝头部护理、身体护理到观察宝宝健康情况以及如何穿衣、洗澡和睡觉，所有需要注意的地方，五星月嫂都细细为你道来，一步一步带着新手爸妈细致入微地护理好宝宝。

新生儿难免会生病，或者身体上会有不适等，五星月嫂也根据多年的工作经验，总结出一套护理方法，让宝宝能够安然度过这些"异常情况"。

总之，让本书带着新手爸妈，向五星月嫂学习养护新生儿的方法，建立一套科学的养护观念，扫清新生儿养护误区，让新手爸妈轻松养育健康宝宝！

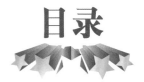

目录

Part 1
五星月嫂说新生儿喂养

五星月嫂细数混合喂养、人工喂养常见误区

辅食添加那些事儿

Part2
五星月嫂说新生儿护理

留心新生儿大小便 110

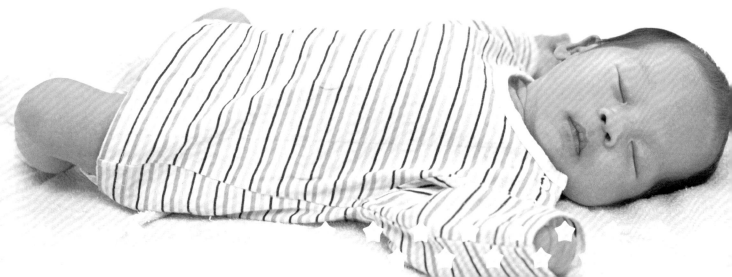

除了吃，就是睡 128

新生儿穿什么、穿多少

生病、不适与喂药

附录 特别宝宝的养护

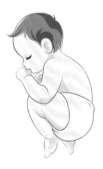

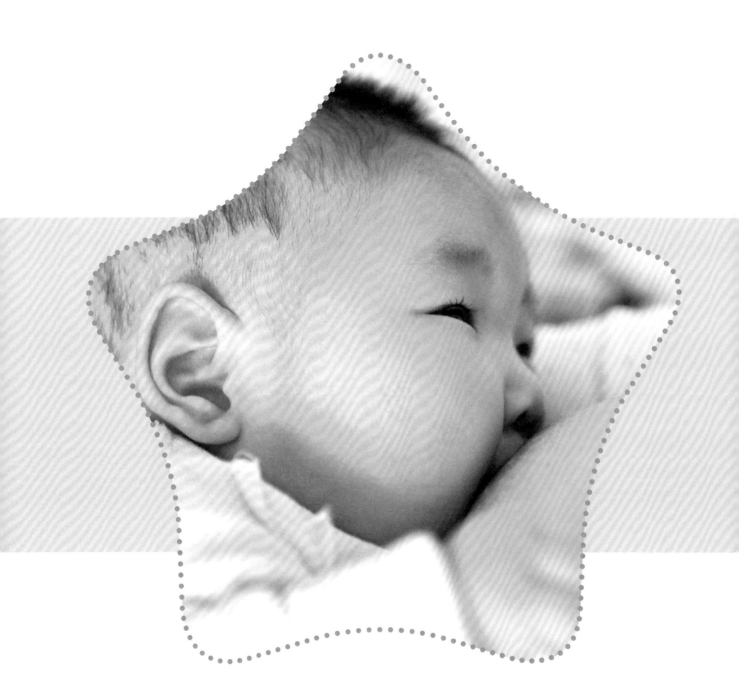

Part1

五星月嫂说新生儿喂养

经历了艰辛的十月怀胎和刻骨铭心的分娩，妈妈终于迎来了宝宝，不过在面对这个又小又软的生命，妈妈是否会有些手足无措？不用担心，在育儿道路上，有五星月嫂陪在你身边，从新生儿喂养开始，为你解决养育问题。

实现纯母乳喂养

出生后半小时，早吸吮

✿ 在出生后半小时进行亲子接触，让宝宝第一时间学习吸吮。

✿ 除母乳外不添加任何食物和饮料（包括水）。

产后72小时，泌乳过渡期

✿ 对于头几天的少乳现象，不必慌张。

✿ 产后72小时是泌乳量从少到多的过渡时期。

✿ 这个时期，让宝宝多吸吮，可刺激乳汁分泌。

产后7天内，为初乳

✿ 不要浪费一滴初乳。

✿ 初乳对新生儿的消化吸收非常有利。

✿ 初乳含较多的免疫因子，能降低新生儿患病概率。

第3周，开始催乳

✿ 此时可以吃催乳食物了。但在之前的2周里，不可过早催乳，以免造成乳汁淤积。

至少母乳喂养6个月

✿ 至少要保证母乳喂养6个月。

✿ 如果有条件，母乳喂养可以持续到宝宝2岁。

每周增长150~250克

✿ 体重第一个月增长600~1000克，或每周增长150~250克。

✿ 宝宝日常行为良好，睡眠好，表示母乳充足。

吃奶需要20分钟

✿ 新妈妈喂奶需要耐心，通常新生儿吃奶需要花费20分钟的时间，甚至更长。

母乳，
无可替代！

美国雀巢公司创始人亨利·崔巢曾这样说过："母乳永远都是婴儿前半年内最自然的食物，每位母亲都应当尽量用自己的乳汁哺喂她的宝宝。"

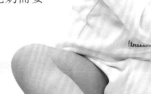

月嫂汇总：母乳喂养速查小词典

初乳是产后7天内分泌的乳汁。初乳一般颜色偏黄，且不够浓稠，但是营养丰富，含有免疫球蛋白和抗体，是新生儿需要的最佳食物，能保护宝宝免受细菌和病毒的侵袭。

初乳

如果宝宝想吃，就马上让他吃，过一段时间之后，宝宝就会自然而然地形成吃奶的规律。按需哺乳可以使宝宝获得充足的乳汁，并能有效地刺激泌乳。

按需哺乳

有的新妈妈奶水很多，宝宝吸吮的时候流得很"冲"，此时用拇指和其余四指呈C字型轻轻托住乳房，拇指和食指稍微用力，这样奶水就不会流得那么快了，宝宝也不会被呛到。

C字型哺喂

除了让宝宝勤吸、多吸之外，新妈妈如果能用专业的按摩方法来催乳，就能起到事半功倍的效果。按摩催乳的原则是理气活血、舒筋通络，是一种简便、安全、有效的催乳方式。

催乳按摩

很多宝宝因为这样那样的原因，出生后在医院里都是先吃的配方奶，而有的宝宝吃了几顿或几天的配方奶依然会爱上妈妈的乳房，但是有些宝宝从此就不肯吃母乳了，对奶嘴"情有独钟"，这就是乳头混淆。

乳头混淆

几乎每个新生儿在夜间都会醒来吃两三次奶，整晚睡觉的情况很少见。此时宝宝正处于快速生长期，如果夜间不给宝宝吃奶，宝宝就会因饥饿而哭闹。

夜奶

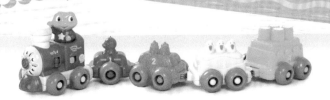

第一次喂奶很重要

面对嗷嗷待哺的宝宝，妈妈从第一次喂奶开始就为宝宝提供最优质的营养是非常重要的，母乳营养丰富，能够提高宝宝免疫力，且防止过敏，是新生儿的优选食品。

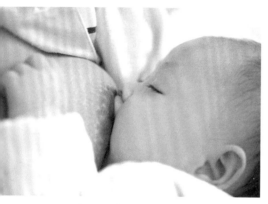

母乳是最棒的礼物

母乳是最佳营养品，无菌、卫生、经济、方便。初乳含有大量免疫物质，能增强宝宝抵抗疾病的能力，让宝宝远离过敏和诸多感染的侵袭。而且母乳温度、被吸出速度较为适合宝宝，能满足宝宝"口欲期"口腔的敏感度需求，母乳喂养还有利于宝宝牙齿、骨骼的生长。

除了营养丰富以外，母乳还能滋养宝宝的心灵。母亲哺乳时的怀抱形成了类似胎宝宝在子宫里的环境，让宝宝有一种安全感，能增进母子感情。

产后半小时即可哺乳

尽早让宝宝尝到甘甜的乳汁，能使宝宝得到更多的母爱和温暖，减少来到人间的陌生感。一般情况下，产后半小时就可以开始哺乳了，这样不仅能够促进母乳分泌，增加泌乳量，而且还可以促进乳腺管通畅，防止胀奶及乳腺炎的发生。新生儿也可通过吸吮和吞咽促进肠蠕动及胎便的排泄。及早喂奶还能及早建立起亲子感情，让母子关系更融洽。

晒

月嫂经验晒出来

初乳别浪费

初乳少而稀薄，但是营养丰富，能够增强宝宝抵抗力，对宝宝的健康至关重要，新妈妈应坚持母乳喂养，不要浪费宝贵的初乳。

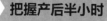

把握产后半小时

产后半小时就可以开始哺乳，就算是还没有下奶的新妈妈也要让宝宝多多吸吮乳房，以保证宝宝能够早吃到足量的乳汁。

不心急

有些新妈妈未在分娩后立即下奶，在产后两三天才有奶水也是正常现象，新妈妈不要太过心急，坚持让宝宝吸吮乳房，会对开奶有很大帮助。

相信自己

有研究表明，99%的哺乳期女性有哺乳能力，产后没有奶水的新妈妈一定要有信心，相信自己能够哺乳，要知道这时期不下奶并不是没有奶水，而是乳腺管未通，坚持按摩并让宝宝吸吮对此很有帮助。

早吸吮

宝宝早吸吮好处多，能够增进母子感情，促进乳汁分泌，让宝宝尽早吃上营养丰富的初乳，还能促进子宫收缩，利于新妈妈产后恢复。

初乳虽少，营养极高

当宝宝脐带处理好后，就可以尝试给宝宝哺乳了。第一天可能有少量黏稠、略带黄色的乳汁，这就是初乳。

营养丰富。初乳中除了含有大量的优质蛋白质以外，还含有新生儿不可缺少的铁、铜、锌等微量元素。这对新生儿的健康成长是十分有益的。

含有大量的抗体。初乳含有大量的抗体，能保护宝宝免受细菌的侵害，减少新生儿疾病的发生。

提高免疫力。初乳最引人注目的地方就在于它具有独特的生理功能——提高免疫力。初乳中的蛋白质大多数为免疫球蛋白，它能够形成抗体，可保护宝宝免受病原侵袭。

初乳易于被人体吸收，既满足宝宝尚不完善的肠道消化所需，还不易引起宝宝过敏，是最适合新生儿的。此外，初乳还能帮助宝宝尽快排出胎便，以避免出现黄疸的现象。新妈妈可不要浪费宝贵的初乳。

宝宝是最棒的开奶师

乳汁是越吃越多的，但是越来越多的新妈妈出现了奶少、不下奶等问题，进而导致目前开奶师尤其"抢手"。在此，告诉妈妈们一个秘密——宝宝才是最好的"开奶师"。新生儿的吸吮可以有效促进新妈妈的神经垂体分泌缩宫素和腺垂体分泌催乳素，从而刺激乳汁早分泌、多分泌。

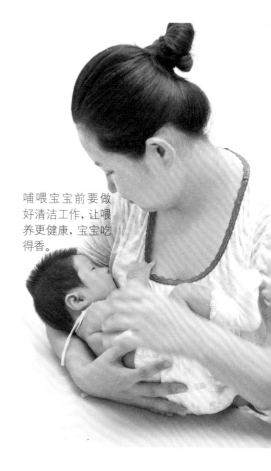

哺喂宝宝前要做好清洁工作，让喂养更健康，宝宝吃得香。

勤喂奶	喂奶前洗手	乳房清洁	不用香皂清洁	保持心情愉悦

宝宝出生后每次吃奶量不大，没有必要要求宝宝多吃，做到勤喂奶就可以满足宝宝的所需，下奶后，平均24小时需要喂奶8~12次。

在喂奶前一定要洗手，以防宝宝吸奶时吃进脏东西，进而引起宝宝生病。

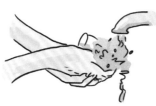

在给宝宝喂奶前要注意清洁乳头和乳晕，避免宝宝沾染细菌引起腹泻。如果乳头上有垢痂，可先用食用植物油涂抹乳头，让垢痂变软后再清洗干净，如果没有垢痂，也应用温热的干净纱布或毛巾清洗。

哺乳前需要清洁乳房，但是尽量不要用香皂来清洗，频繁用香皂类的清洁物品清洁乳房，会导致乳房局部过分干燥、粘结及细胞脱落，要想充分保持乳房局部的卫生，最好还是选择温开水清洗。

新妈妈也要关注自身的情绪变化，如果新妈妈心情不好，乳汁的分泌也会受到影响，乳汁分泌不足会影响到宝宝之后的正常发育，所以新妈妈要保持心情愉悦。

没下奶，也得让宝宝吸吮

有些刚分娩的新妈妈还没下奶，在给宝宝吃配方奶的同时，也不要减少宝宝吸吮乳房的次数，因为如果不让宝宝多吸吮，母乳量会越来越少，以后再想给宝宝哺喂母乳，也会变得力不从心，最好的办法就是让宝宝多吸吮，从产后半小时开始就有意识地让宝宝吸吮乳房。

没奶、初乳少，怎么办

很少有母子能在第一天就顺利地建立起成功的母乳喂养关系。一般情况下，在宝宝出生2天后新妈妈才会下奶。很多新妈妈担心宝宝吃不饱，其实，这个担心是多余的。不只新妈妈一点经验都没有，宝宝更是新手，所以，母子都要坚持——开奶就在下次哺喂中！

开奶后，初乳较少，新妈妈也不用担心宝宝会饿到，因为宝宝在出生时体内已经储存了水、葡萄糖和脂肪等营养，头几天少量初乳基本可以满足宝宝的需要。只要坚持给宝宝喂母乳，没奶、奶水少的情况会逐渐得到改善。

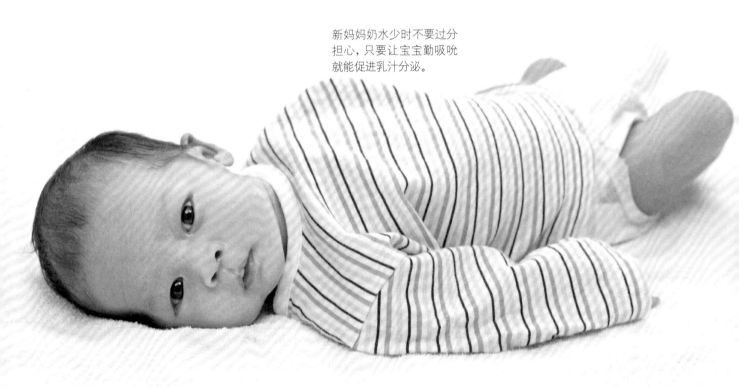

新妈妈奶水少时不要过分担心，只要让宝宝勤吸吮就能促进乳汁分泌。

新生儿千万别喝糖水

家里的老人经常在开奶前先喂宝宝喝一些糖水或者牛奶，民间称之为"开路奶"。这是因为以前的开奶时间迟，要等宝宝出生后12小时才开始喂奶，为了防止宝宝饿坏，发生低血糖，便会给宝宝喂些糖水。糖水比母乳甜，若喝惯了糖水，将影响宝宝对母乳的喜好。

而现代母乳喂养从新生儿降临后半个小时便可开始了，最晚也不能超过6小时。这样，宝宝就不会发生低血糖，也就没有必要在开奶前喂糖水了。

宝宝需要喝水吗

在传统观念中，宝宝两次喂奶之间加喂一次温开水能有效防止宝宝脱水。但是，在通常情况下，纯母乳喂养的宝宝在6个月内不必刻意添加水。

因为母乳的成分约80%都是水，这些水分一般能够满足宝宝新陈代谢的正常需要，不需额外再喂水了。

在宝宝身体条件良好的情况下，新妈妈不需要再给宝宝喂水，但是当宝宝出现一些特殊的情况，比如生病吃药后，或夏天洗澡之后，需要给宝宝适当地喂一点水。这时，添加的水量也不要太多，否则会加重宝宝肾脏的负担，影响母乳的摄

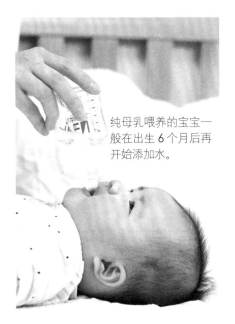

纯母乳喂养的宝宝一般在出生6个月后再开始添加水。

入和吸收，反而不利于宝宝的健康。一般纯母乳喂养的宝宝，6个月以后才开始额外补充水分。

按需喂养	尽量不用奶嘴	不宜过早喝果水	选择合适姿势	喂奶时要放松
新生儿的哺乳方式最好是按需哺乳，就是在哺乳时不要限定间隔时间，宝宝饿了就可以喂，这样既可以安抚宝宝，又能有效地刺激泌乳。	太早用奶嘴会让宝宝产生乳头混淆，让宝宝不愿意吸吮妈妈的乳房，这样也会影响乳汁分泌，从而影响宝宝的营养摄入。	母乳营养高，对宝宝生长发育很有帮助，多数新妈妈都会选择母乳喂养。但不宜过早给宝宝添加果水，不正确的喂养方式会让宝宝不喜欢母乳的味道，进而影响宝宝的生长发育。	哺乳妈妈都会面临勤给宝宝喂奶的情况，很多新妈妈都觉得这是一件非常累人的事，其实，哺乳并不辛苦，在家人的帮助下，采取适合自己的哺乳姿势，哺乳可以是一段非常安逸和享受的时光。	初次喂奶时，新妈妈可能会感到紧张，要尽力让自己放松，这样在宝宝多次吸吮下，乳汁会更容易分泌出来。

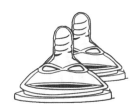

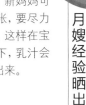

第一次吃奶，吃多少就够了

刚出生的宝宝食量是非常小的，因为胎便还没有排出，所以新妈妈不要期望宝宝能够大口大口地吃奶。在出生后的第一天，大多数宝宝的吃奶量为 10~13 毫升，因此第一次喂宝宝吃奶，只要按需哺乳即可。

24 小时内喂奶 8~12 次

新生儿期，绝大多数宝宝需要每两三小时喂奶 1 次，24 小时喂奶 8~12 次，每次喂奶 10~20 分钟。不过，出生 1 周内的宝宝，喂奶间隔时间可适当缩短，可以每隔一两小时喂奶 1 次。以下是母乳喂养宝宝一次喂奶量的参考：

第一天奶量 10~13 毫升，第二天奶量 22~27 毫升，第三天奶量 36~46 毫升，第四天奶量 43~57 毫升。

及时吸出乳汁促进泌乳

哺乳时让宝宝吸空一侧乳房后再吸另一侧乳房。如果宝宝未将乳汁吸空，妈妈应该自行将乳汁挤出或者用吸奶器把乳汁吸出，这样才有利于保持乳汁的分泌及排出通畅。

如果出现乳房胀痛的现象，更应该及时频繁地哺乳，并及时吸出乳汁，以避免乳汁在乳腺管淤积而造成乳腺炎。另外，热敷和按揉乳房也有利于乳汁的正常分泌。

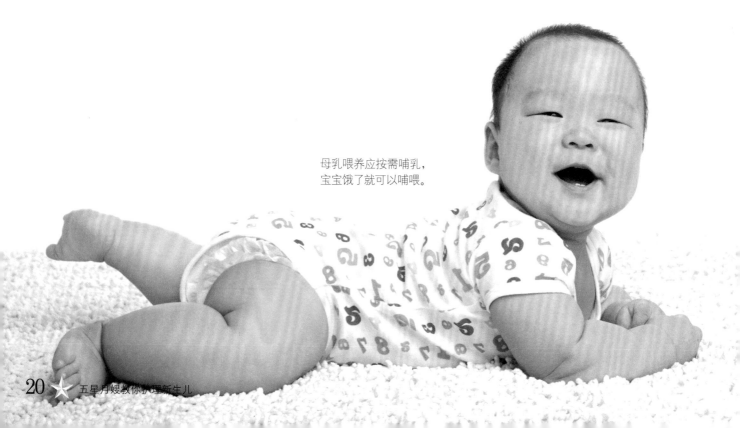

母乳喂养应按需哺乳，
宝宝饿了就可以哺喂。

剖宫产新妈妈也要及时哺乳

剖宫产宝宝没有经过产道娩出，未接触母体菌群，如果不及时进行母乳喂养，宝宝肠道中的有益菌群数量不足，免疫力自然比顺产分娩的宝宝要低一些，发生过敏、感染的概率也较高。想要预防因外来细菌感染引起病症，最好的办法就是坚持母乳喂养。因此，为了宝宝的健康发育，剖宫产新妈妈不要因为怕伤口疼痛而不及时哺喂宝宝，应及时为宝宝进行哺乳。

产后母婴隔离，怎么留存初乳

产后可能由于种种原因，宝宝需要暂时跟妈妈隔离看护，不能及时吃到初乳，但是初乳中营养丰富，新妈妈不要让宝贵的初乳浪费掉。

可以找一个干净的、可密封的玻璃瓶或者硬塑料容器，内外用开水烫一下消毒，以免滋生细菌。然后用清洁过的吸奶器将乳汁吸出，放入预先准备好的容器中，初乳可以室温保存，但保存时间较短，12小时之内就要喝掉，也可以用冰箱冷藏，约可保存1周。在喂给宝宝之前需要用温奶器隔水加热至40℃。

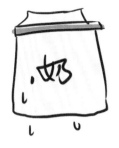 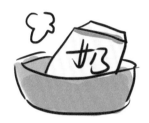

用冰箱冷藏保存的母乳，要先加热至40℃再喂给宝宝吃。

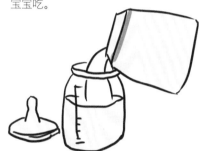

麻药不影响哺乳	预防回乳	每侧喂够10分钟	多吸吮促泌乳	吸出多余乳汁
虽然知道母乳好，但是很多剖宫产新妈妈还是会顾虑手术时用的麻药会影响乳汁质量，其实剖宫产手术中使用的麻药在乳汁中的含量微乎其微，不会影响宝宝的健康。	母婴隔离的新妈妈要注意预防回乳，因为缺少了宝宝的吸吮，就没有促进乳汁分泌的效果了，这时可以用补充水分、按摩、排空乳房等方式来促进泌乳量，防止以后出现奶水不足的情况。	给新生儿喂奶时，应让宝宝充分吸吮，每侧乳房吃10分钟，这样既能吃到水分充足的前奶，也能吃到营养丰富的后奶，有利于乳汁分泌，也不用担心宝宝吃不饱。	分娩后，尽量让宝宝不离开自己，以便勤喂奶。宝宝在喂奶过程中吸吮越多，就越能促进泌乳素的分泌，新妈妈产生的奶水就会越多。	虽然大部分新妈妈在分娩后还没有很多母乳，但同时，宝宝的食量还很小，也有可能出现乳汁剩余的情况，这时应及时吸出乳汁，排空乳房。

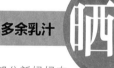

晒

月嫂经验晒出来

不同类型的新妈妈选择有侧重：剖宫产和进行会阴侧切的新妈妈应选择不会造成伤口压迫的哺乳姿势，乳房较大的新妈妈则应注意选择可以对乳房有很好支撑作用的姿势。

注意观察宝宝的情况：在哺乳过程中，新妈妈应注意观察宝宝吸吮是否有力，吃饱后的表现，默数吸吮次数，记录吸吮时间，以便掌握宝宝吃奶的规律。

这样哺乳：在哺乳时，要让宝宝含住乳头及大部分乳晕，必要时以手轻轻挤压乳房，让乳汁更容易流出。

哺乳姿势选择方针：不同的哺乳姿势各有优势，最好选择一个省力、方便活动的姿势。

哺乳姿势大搜罗

在母乳喂养过程中，掌握哺乳的方法与技巧，对是否可以顺利完成哺乳任务，更好地养育宝宝具有非常重要的意义。新妈妈掌握了正确的哺乳姿势，不但可以让宝宝舒服，自己不会觉得很累，还有利于新妈妈恢复和宝宝吸吮。对于新妈妈而言，正确的哺乳姿势其实就是母婴都舒服的方式。下面为新妈妈提供了几种较为常见的哺乳姿势，可以从中选择一个最适合自己的。

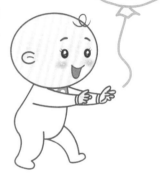

宝宝一天要吃很多次，妈妈可要做好准备哦。

哺乳姿势

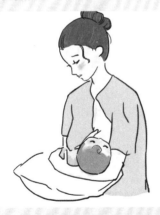

1 摇篮式：妈妈用一只手手肘内侧支撑宝宝的头，使宝宝紧贴自己，另一只手将乳房送到宝宝口中。

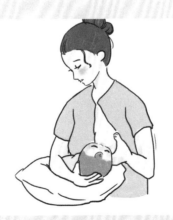

2 交叉摇篮式：妈妈用右前臂托住宝宝，右手掌扶住宝宝的脖子，自由活动的左手帮助宝宝含住乳房。

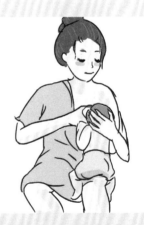

3 鞍马式：宝宝面向妈妈骑坐在大腿上，妈妈用一只手扶住宝宝，另一只手托住自己的乳房。

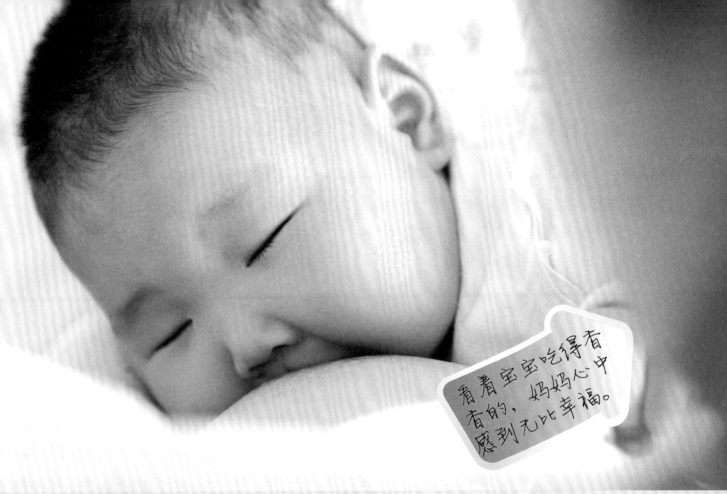

看着宝宝吃得香香的，妈妈心中感到无比幸福。

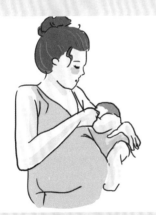

4 半卧式：妈妈把宝宝抱在怀中，一只手托住宝宝背部和臀部，另一只手帮助宝宝吃奶。

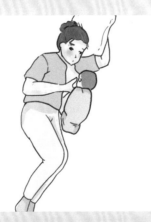

5 侧卧式：妈妈侧躺，宝宝也面向妈妈侧躺，让宝宝的嘴和乳头成一直线，用手托着乳房，送到宝宝口中。

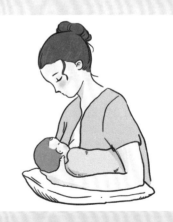

6 足球式：将宝宝置于妈妈的手臂下，头部靠近乳房，用前臂支撑他的背，让颈和头枕在妈妈的手上，让宝宝的嘴靠近乳头。

哺乳技巧一看就懂

一天多次的哺乳，可能会让新妈妈感觉疲惫不堪。其实，掌握了哺乳的技巧，会让新妈妈更轻松，下面就来听听五星月嫂给出的哺乳指导吧。

每次喂奶前的准备工作

喂奶前，新妈妈要花几分钟做些细小的准备工作，这样可以更加从容地哺乳。

1.最好选择吸汗、宽松的衣服，或者使用哺乳胸罩，这样更方便哺乳。

2.在喂奶之前，洗净双手，用温湿毛巾擦拭乳头及乳晕，并用手进行按摩，使乳腺充分扩张。

3.准备一个吸奶器，以备母乳过多时，或在宝宝吃饱后，吸出剩余乳汁，这样更有利于乳汁分泌，并且不易患乳腺炎。

4.准备两片防溢乳垫，防止喂奶时另一侧乳房溢出乳汁。

5.准备一块干净的尿布，防止宝宝吃奶时尿尿或排便。

6.为了防止背部疼痛，可以拿一个垫子靠在背后。

让宝宝含住乳晕而非乳头

提醒没有哺乳经验的新妈妈，宝宝吃奶时，一定要让宝宝含住乳头和大部分乳晕，这样才能有效地刺激乳腺分泌乳汁。仅仅吸吮乳头不仅不会让宝宝吃到奶，还会引起乳头皲裂。如果宝宝吃奶不费力，而妈妈也不感觉到乳头疼痛，就是正确了。

怎么才能让宝宝含住大部分乳晕呢，右文给你支招。

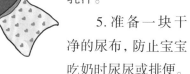

晒

月嫂经验晒出来

巧妙放入乳头	轻松抽出乳头	椅子高度适当	备个小凳子	哺乳巧用枕头
没有经验的新妈妈容易掌握不好哺乳姿势，给正确衔乳造成困难。哺乳时，新妈妈要让宝宝贴近自己，将宝宝的脸对着乳房，鼻子对着乳头，这样更容易将乳头放入宝宝嘴中。	哺乳结束后，不要强行拉出乳头，这样会引起新妈妈乳头破损和疼痛，可以将手指伸进宝宝嘴里，等宝宝松开嘴后，再抽出乳头。	采取坐姿哺乳的新妈妈要注意不要坐太高或者太矮的椅子，如果椅子太高，新妈妈会觉得很累，如果椅子太矮，宝宝会被抱得较高，不能很好地含住乳头。	可以准备一个小凳子，无论是新妈妈坐在床上还是坐在椅子上哺乳，脚下踩一个小凳子，让腿有一个支撑，会让抱宝宝更省力，哺乳也更轻松。	在选择哺乳姿势时，不要忘了运用枕头做支撑，这样可以对宝宝有一个很好的支撑作用，也不容易让新妈妈觉得难受。

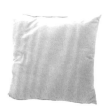

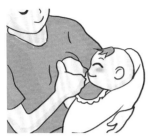

1. 妈妈先用手指或乳头轻触宝宝的嘴唇，宝宝会本能地张大嘴巴，寻找乳头。

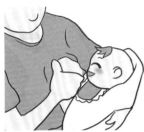

2. 用拇指顶住乳晕上方，用其他手指以及手掌在乳晕下方托握住乳房。

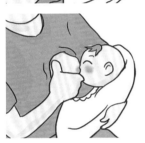

3. 趁宝宝张大嘴巴，直接把乳头和乳晕送进宝宝的嘴巴，一旦确认宝宝含住了乳晕，赶快抱紧宝宝，使他（她）紧紧贴住自己。

宝宝不配合吃奶怎么办

如果宝宝不肯张开小嘴，那么就可以挤点乳汁涂放到宝宝唇部，鼓励宝宝张开小嘴衔接乳头。如果宝宝把头移开了，可以用手轻轻地抚握颊部将宝宝头部靠近乳房，本能的吸吮反射会使宝宝转向妈妈的乳头。

其实，最好的方法是给宝宝建立正确的饮食习惯，不要因为奶水少而让宝宝喝配方奶，最好一开始就让宝宝喝母乳，如果过多喂配方奶，宝宝就不会对妈妈的乳头感兴趣，就算妈妈把乳头送到宝宝嘴里，宝宝也不会有食欲。

怎样让乳头自然脱出

哺乳结束时，新妈妈不要强行用力拉出乳头，因为宝宝还在叼着乳头，很容易引起局部疼痛或皮肤损伤，应等宝宝自己张口后，乳头自然地从口中脱出。妈妈也可以尝试让宝宝停止吸吮，用手指非常小心地插入宝宝的嘴两侧，让少量空气进入，并迅速敏捷地将手指放入宝宝上下牙之间直到宝宝松开为止。

手指远离乳头	乳晕也要含住	哺乳后涂乳汁	注意休息	挤奶防回奶
新妈妈在托起乳房喂宝宝时，要注意手指不要太靠近乳头，否则会增加宝宝含住乳晕的难度，宝宝不能完全含住乳晕，容易吸进空气，造成呛奶、咳奶等问题。	喂奶时，要让宝宝含住乳晕，而不是只含住乳头，否则会增加宝宝吸出乳汁的难度，宝宝很难吃到奶，会感到饥饿，甚至长时间的哭闹。	乳头破损的新妈妈在宝宝吃饱后，继续挤出一些乳汁，涂抹在乳头和乳晕上，反复按摩，有助于伤口愈合，同时，也不用担心宝宝在吃奶时吃入对身体不利的物质。	新妈妈在夜间需要良好的休息，但是也不要放弃夜间的哺乳，夜间宝宝的食量小，而且新妈妈的乳汁充沛，不要过早给宝宝添加配方奶，否则容易让宝宝不爱喝母乳，也不利于促进泌乳。	应采用按需哺乳的方式喂养宝宝，但若乳汁太多，为了防止乳腺淤积和堵塞，新妈妈要学会挤奶，这样既能保证泌乳量不减少，也有利于新妈妈养护乳房。

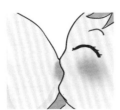

乳房有些小异常，怎么哺乳

新妈妈在哺乳时，有些特殊的乳房情况，可能会给哺乳增加难度，这时候新妈妈就要根据自身情况进行调节。

乳头破损

宝宝含接乳头的姿势不正确，会导致妈妈乳头破损，哺乳后可以在乳头及乳晕处涂抹母乳或维生素 A ＋维生素 D 滴剂，以促进创口愈合，防止细菌感染。如果乳头破损情况严重，可佩戴乳头罩后再给宝宝吸吮。

乳头凹陷

乳头凹陷会使宝宝不容易含接住妈妈的乳头，造成一定的喂养困难，这时，妈妈应选用适合的乳头罩帮助宝宝吸奶。

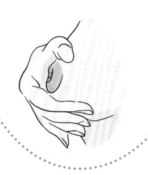

产后乳房胀痛

在产后 2~4 天后，容易出现乳房充血、肿胀、疼痛的情况，轻度的乳房胀痛无需特殊处理，继续坚持正常哺乳，经过一段时间后症状可自行消失；如果胀痛程度较重，新妈妈可以通过挤出部分乳汁的方式来解决，但也要让宝宝继续吸吮乳房。

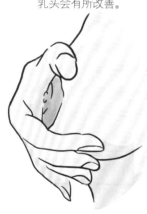

让宝宝多吸吮，平坦乳头会有所改善。

平坦乳房哺乳方法

有一些妈妈乳房平坦或乳头较平，喂奶时宝宝难以含住乳头，吸吮困难。此时妈妈不仅要有耐心，还要掌握以下哺乳技巧。

1. 哺乳时不要躺着，应采用坐姿哺乳。

2. 喂奶前先湿敷乳房和乳头，并挤出一些乳汁使乳晕变软，再稍稍捻转乳头，使乳头变长些，以利于宝宝含吸。

3. 环抱宝宝时，要使宝宝的头部相对固定，以便宝宝固定住吸吮部位。

4. 让宝宝首先吸吮相对平坦的一侧乳房，然后再换成另一侧，这是因为宝宝在开始吸吮时，吸力较强，比较容易含住乳头，吸出奶水。

乳头过大，喂养也要注意

有些新妈妈的乳头偏大，宝宝吃奶时不容易把乳头吸进和含在嘴里，这种情况下，新妈妈需要掌握一些小技巧，以保证宝宝可以顺利吃到奶。

正常乳头的直径在 1 厘米左右，1.5 厘米左右的乳头就属于偏大乳头，乳头较大的新妈妈在哺乳前用一只手的拇指和食指捏住乳头轻轻揉搓十几次，哺乳时再用拇指和食指牵拉乳头使其变细长后放在宝宝的嘴旁，让宝宝尽量张大嘴巴后把乳头放进去，但要注意不要让宝宝喝得太快，以免呛奶。

一只乳房奶少，一只乳房胀奶

正常情况下，两只乳房分泌量应大致相同，可现实生活中，有些新妈妈因为喂养不当，会出现一只乳房胀奶，一只乳房却奶少的情况。

如果新妈妈长期让宝宝吸吮一侧乳房，宝宝吃饱后就很难再去吸吮另一侧乳房，长此以往，不常被吸吮的那侧乳房泌乳量会越来越少，常被吸吮的一侧则会越来越多。这时，妈妈要先让宝宝吸吮奶少的那侧乳房，宝宝对奶水的渴望会增强对乳房的刺激，等宝宝把这侧奶水吃完，再吃胀奶的那一侧。如此，两侧乳房的泌乳量会逐渐持平。

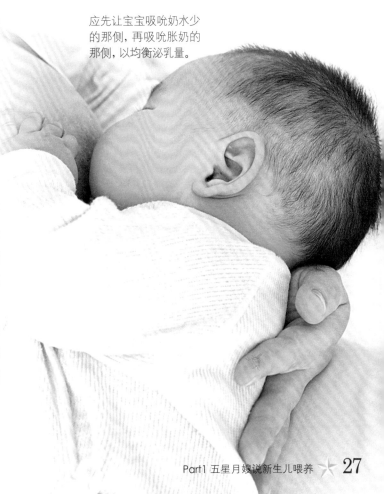

应先让宝宝吸吮奶水少的那侧，再吸吮胀奶的那侧，以均衡泌乳量。

采用正确的姿势挤奶

如果新妈妈哺乳后仍觉得乳汁充盈，那就要将多余的乳汁挤出了。将大拇指放在离乳头根部 2 厘米处的乳晕上，其他四指放在拇指的对侧，有节奏地向胸壁挤压放松，如此反复，依次挤压所有的乳窦，直至乳腺管内乳汁全部排出。

当然，新妈妈也可以用手动或电动吸奶器将多余的乳汁吸出，挤奶之前要先用热毛巾热敷乳房，按摩刺激乳晕，让乳腺管完全畅通。但是新妈妈要注意，用吸奶器吸奶，时间最长不要超过 20 分钟。

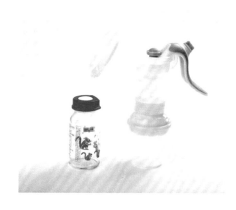

宜采取一侧乳房先排空法

尽量让一侧乳房先被吸空，是非常好的促使乳汁分泌的办法。每次哺乳时，可先让宝宝完全吃空一侧乳房，然后再吃另一侧。在下次哺喂时让宝宝先吃上次未吃空一侧的乳房，这样可使每侧乳房被轮流排空，能保证乳汁充分分泌，使宝宝获得充足的母乳，并保持乳腺畅通，避免乳腺炎的发生。

而且新妈妈应该多让宝宝吸吮，尽量排出乳汁。若乳汁没有排出就会减少泌乳量，而且两侧乳房的乳汁排出与泌乳反射情况是分开的，即宝宝吸吮一侧乳房，从而刺激催乳激素的产生，但无法使另一侧乳房也有泌乳反射，所以应采用轮流排空乳房的方法。

宝宝只吃一侧奶有原因

有些宝宝只吃一侧奶，一旦有这种情况，新妈妈就要找到原因，并加以纠正，以免没有被吸吮的那侧乳房出现问题，以下几种原因可供新妈妈参考。

1.新妈妈用手习惯问题，大多数新妈妈习惯用右手，因为右手抱起宝宝来会更有力，让宝宝感觉更舒服，如果是这种情况，可以采用侧卧式哺乳方法，将宝宝放在床上哺喂。

2.新妈妈两侧乳房的乳腺通畅情况不一样，一旦宝宝觉得在一侧吃奶比较吃力，就会不爱吸吮这一侧的乳房，新妈妈应当用按摩的办法疏通乳腺。

3.在宝宝吃奶的时候，如果发生了令宝宝感到不安的情况，宝宝也会不喜欢吃那一侧的奶，如意外的声响惊吓到宝宝，或者妈妈因为宝宝咬疼了乳头而大叫，这对敏感的宝宝都会有影响。

4.宝宝很敏感，如果新妈妈体内有病变，宝宝会突然拒绝吃这一侧的奶，虽然这种情况较为少见，但也应引起重视，及时去医院进行检查。

晒

月嫂经验晒出来

选对哺乳姿势	侧卧避开伤口	不用定时哺乳	胀奶就哺乳	全托住宝宝
在找到较适合自己的哺乳姿势后，还要注意选择方便观察宝宝吃奶情况的姿势，防止宝宝出现呛奶、漏奶等情况。	侧卧哺乳是众多哺乳姿势的一种，最受剖宫产和侧切新妈妈的青睐，因为侧卧方式哺乳不仅可以一边哺乳一边休息，还不会压迫伤口引起疼痛。	一般宝宝平均每隔3个小时吃一次奶，但是也不用严格按这个时间点来哺乳，因为宝宝食量小、消化快，只要宝宝有想吃奶的表现就可以喂了。	当感到乳房胀奶的时候，也要给宝宝哺乳，以免发生乳腺炎。另外，这样也能保证新妈妈的泌乳量尽快达到供需平衡，满足宝宝日益增长的食量。	在哺乳的时候不应只托住宝宝的头、肩部，还应托住他的臀部，这是为了保证宝宝的安全。

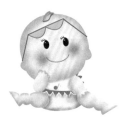

哺乳姿势，适合的才是最好的

在母乳喂养过程中，掌握哺乳的方法与技巧，并找到适合自己的哺乳姿势，对是否可以顺利完成哺乳任务，更好地养育宝宝，具有非常重要的意义，那么什么姿势才是正确且适合的呢？

首先妈妈要坐得舒服：全身肌肉要放松，腰后、肘下、怀中可以垫上枕头。如果坐在椅子上，可以踩只脚凳，将膝盖提高，利用枕头托高宝宝到胸前。

其次宝宝要躺得舒服：宝宝横躺在妈妈怀里，整个身体对着妈妈的身体，脸对着妈妈的乳房。宝宝的头应该枕在妈妈的前臂或者肘窝里，妈妈用前臂托住宝宝的背，用手托住宝宝的屁股或腿。

哺乳时，妈妈的怀抱和眼神都能增进母子间的感情。

哺乳环境也重要

哺乳的外在环境好不好，这是很容易被新妈妈忽略的一点，因为新生儿喝奶频繁，新妈妈会感觉到疲惫，没有精力去关注周围环境是否适合哺乳这件事，但家人应当给新妈妈营造一个良好的哺乳氛围。

1.不要让房间内的光线过于明亮，否则易刺激到眼睛还未发育完善的宝宝，晚上哺乳时还要注意房间内不要过于黑暗，否则可能会影响到宝宝的食欲。

2.宝宝体温调节能力较差，如果哺乳时屋内过冷，会导致宝宝消化不良。

3.宝宝对周围气味很敏感，如果在吃奶时闻到了刺鼻的气味，会影响到宝宝的食欲。

身体呈一条线

哺乳时，不管运用什么样的姿势进行哺乳，都要保证宝宝的头和身体呈一条直线，这样能使宝宝更轻松地吸吮和吞咽。

哺乳增进感情

在给宝宝哺乳的过程中，妈妈的怀抱会让宝宝有安全感，妈妈也会有满足感，有利于母子的感情交流。

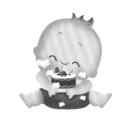

托起乳房

乳房大并且下垂的新妈妈在哺乳时应当托起乳房，这样能帮助乳汁流出，正确的方法是手呈C字形，食指支撑乳房底部，拇指放在乳房上方，但应注意手指不要太靠近乳头。

吃奶后拍嗝

在喂完奶后，不要直接把宝宝放在床上，因为这样很容易造成溢奶，应当给宝宝拍嗝。可以将宝宝靠在肩膀上，用微微拱起的手形拍宝宝的背部。

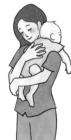

交替喂奶

在哺乳初期，应采用双侧乳房交替喂养的方式，先排空一侧乳房，再喂宝宝吃另一侧，最好能做到一次吸空两侧乳房。如果做不到，也应在下次喂养时，让宝宝先吸吮未排空的乳房。

宝宝到底吃饱没

宝宝吃饱了没有，这是所有新手爸妈都关心的问题，那么怎么判断宝宝是不是吃饱了，吃奶时宝宝的一些表现是不是代表他吃饱了呢？下面来一一为您解答。

宝宝饿了的表现

宝宝不会讲话，所以很多时候父母搞不明白宝宝要干吗。其实，宝宝用很多方式给父母发出了信号，吃奶信号是父母最先弄懂的宝宝语言。

宝宝饿的时候首先会出现哭闹、吸吮指头的情况，此外还会表现出努嘴、用鼻子拱乳头等动作。如果想试探宝宝是不是饿了，可以把手放在他的脸颊上，如果宝宝张着嘴扭过头来找你的手，那就说明他已经嗷嗷待哺了。

每次吃奶需要多久

要知道并不是吃奶的时间越长越好，一般单侧乳房的哺乳时间为 10 分钟，吸奶最初 2 分钟已经可以吃到总乳汁量的 50%，最初 4 分钟可以吃到总乳汁量的 80%~90%，最后的 5 分钟几乎吃不到多少奶，但可以刺激乳房，促进泌乳量。所以，宝宝吸吮两侧乳房的时间控制在 20 分钟是较适宜的。

宝宝吃饱的 6 个信号

母乳喂养不像配方奶喂养那样，新手爸妈能清楚地知道宝宝一顿吃多少量，间隔多长时间喂一次。那么怎么判断宝宝吃饱了没有呢？宝宝的一些表现会告诉你答案，新手爸妈在日常哺喂中多观察，会渐渐掌握要领。

1. 听宝宝吞咽声：宝宝平均每吸吮两三次可以听到咽下一大口，如此连续 15 分钟就可以吃饱了。如果宝宝光吸不咽或咽得少，说明奶量不足吃不饱。

2. 观察吃奶时长：单侧乳房哺乳时间约为 10 分钟，并不是喂奶时间越长越好，喂奶时间太长可能是因为母乳不足，宝宝吃不饱。

3. 看睡眠：宝宝在吃饱后会安静睡觉，有满足的表情，睡眠时长能接近 2 小时，即使提前醒来也不会哭闹，精神较好。

4. 看排泄：吃饱的宝宝每天尿 8 次以上，排黄色稀糊状粪便四五次，如果宝宝排尿少或者排绿便，则表明母乳喂养不足。

5. 看体重：哺乳充足的宝宝体重增长良好，宝宝第 1 个月增重 600 克以上，第 2~6 个月的每月增重 450~675 克，第 6~12 个月的每月增重 350~450 克。

6. 感受乳房胀不胀：产后初期，新妈妈在哺乳前，乳房会感觉胀胀的，乳汁很容易被挤出来。如果每次哺乳前乳房都没有胀的感觉，很有可能是奶水不足，会使宝宝吃不饱。

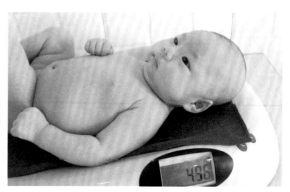

定时测量体重，也是判断宝宝是否吃饱的信号之一。

宝宝每月吃奶量到底是多少

母乳喂养的宝宝在第一个月只要每周体重增加 150~200 克，说明母乳充足；如果每周体重增加不足 100 克，说明母乳不足。当然，这种考量方法只适用于建立了良好吸乳反射的宝宝，出生 1~15 天的新生儿可能会出现体重下降的情况，这属于正常现象。

下面我们将宝宝 1 岁之内每天的吃奶量和哺喂次数用奶瓶的刻度表现出来，让妈妈一目了然。

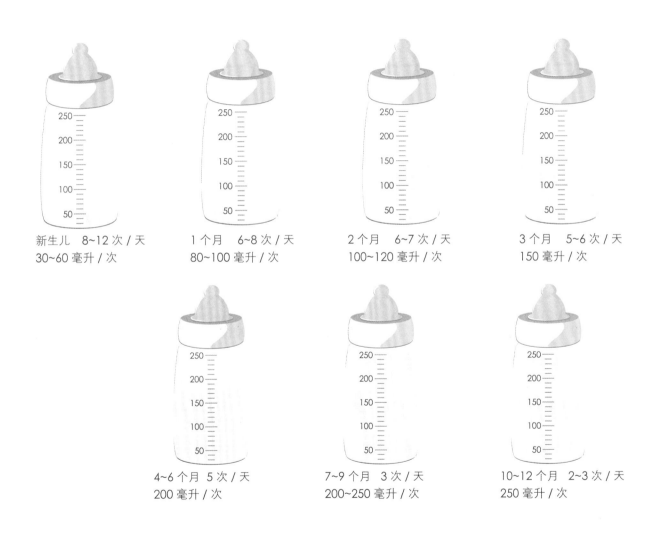

新生儿　8~12 次 / 天
30~60 毫升 / 次

1 个月　6~8 次 / 天
80~100 毫升 / 次

2 个月　6~7 次 / 天
100~120 毫升 / 次

3 个月　5~6 次 / 天
150 毫升 / 次

4~6 个月　5 次 / 天
200 毫升 / 次

7~9 个月　3 次 / 天
200~250 毫升 / 次

10~12 个月　2~3 次 / 天
250 毫升 / 次

宝宝吃饱后要及时将乳头从宝宝嘴里拔出来。

宝宝咬乳头，是吃饱了吗

宝宝吃饱了之后会吸吮着妈妈的乳头玩，可能时不时会用嘴咬，如果是这样，妈妈要留心观察，在宝宝吃饱并停止吞咽后，将乳头从宝宝嘴里拔出来。

但还有很多原因会造成宝宝咬痛乳头，最常见的原因就是宝宝长牙了，牙床又痒又疼，十分不舒服，柔软的乳头正好可以解决这个问题。其次，如果宝宝含乳头的姿势不正确，妈妈也会觉得宝宝是在咬乳头。另外，那些天生有神经性缺陷的宝宝，从一出生就开始咬乳头。

吃奶频繁，是因为每次都吃不饱吗

很多新妈妈会遇到这样的问题，宝宝吃奶很频繁，一两个小时就会吃一次。长辈们又会给妈妈施加压力——宝宝一会儿就饿了，一定是吃不饱。

其实，宝宝是少吃多餐制的，无论白天黑夜，他们一两个小时就要醒来喝一次奶，这是非常正常的，新妈妈不用担心，只要坚持勤喂奶就不用担心饿到宝宝。

晒

月嫂经验晒出来

搞清哭闹原因

宝宝哭闹的原因很多，不要宝宝一哭，妈妈就抱起来喂奶，这样很容易造成宝宝吃奶频繁，吃不饱的假象，也更容易让宝宝超重。

备着吸奶器

有些宝宝会咬破妈妈的乳头，这时妈妈应该准备好吸奶器，将乳汁吸入奶瓶后再喂给宝宝，不仅可以减轻妈妈的痛苦，而且也能帮助伤口恢复。

一招制止咬乳头

网上有很多防止宝宝咬乳头的方法，不过有些方法妈妈会觉得不太安全，其实妈妈用手指放入宝宝的口中就可以一招制止宝宝咬乳头。

咬伤后防感染

如果宝宝咬乳头严重，造成妈妈乳头破损时，应当注意清洁，平时用温水擦拭乳头及乳晕，在哺乳间歇注意不要捂着伤口，以防感染。

喂奶时不要睡

夜间哺乳时，新妈妈很容易睡着，宝宝也容易跟着睡着，长期如此，宝宝会更容易形成吃奶睡觉的习惯，同时也存在危险。

宝宝为啥总想含着乳头

有些新妈妈会发现喂宝宝吃奶，宝宝吃着吃着就睡着了，可是一放到床上，宝宝又哭着找乳头，如此一天都要含着乳头，让新妈妈辛苦不堪，又担心宝宝是不是吃不饱。一般来说宝宝总想含着妈妈的乳头，是希望随时能够靠近妈妈，这样宝宝会感到安全、舒服，新妈妈可以给宝宝尝试用手指代替乳头，让宝宝隔一段时间吸吮一下妈妈的手指，并且多跟宝宝在一起，让他不用非得含着乳头才能感觉到妈妈的存在。

如果以上办法没有作用，而且宝宝总是哭闹要奶吃，就要考虑是否进入了生长发育的猛长期，这时新妈妈就要勤哺乳。

宝宝吃着奶睡着了，要及时叫醒他

有些宝宝会吃着吃着就含着乳头睡着了，这样并不好，既影响宝宝睡眠，不易养成良好的吃奶习惯；而且容易堵塞鼻子造成窒息，也有可能导致新妈妈乳头皲裂。如果宝宝睡着了，可通过抚摸、捏耳朵等轻柔的方式把宝宝叫醒，让宝宝继续吸吮。

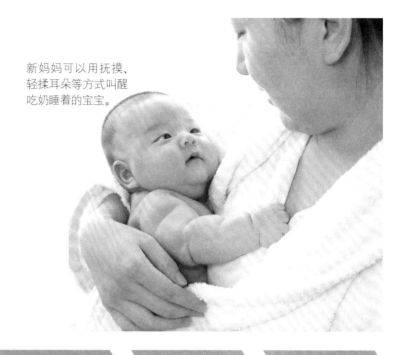

新妈妈可以用抚摸、轻揉耳朵等方式叫醒吃奶睡着的宝宝。

缩短无效吸吮	吃累了会睡着	夜间坚持喂奶	叫醒久睡宝宝	夜奶频繁要注意
有些宝宝在有力的几次吸吮后就进入轻微蠕动的阶段，这样的吸吮是无效的，宝宝吃不到多少奶，妈妈可以轻挤乳房，帮助宝宝吸吮。否则，不仅会让妈妈感觉疲惫，还会影响宝宝的进食量，易导致宝宝吃不饱。	宝宝很容易吃着奶就睡着了，其中一个原因就是宝宝吸吮累了，就在妈妈温暖的怀抱里睡着了，这时候，妈妈要轻柔地叫醒他，轻挤乳房辅助宝宝继续吃奶。	宝宝饱餐一顿后可以安静地睡上2个小时，晚上坚持喂奶可以保证不让宝宝饿太久，也能让宝宝睡得更好，发育更健康。	母乳喂养以按需喂养为原则，一般不需要定时叫醒宝宝喂奶，但是如果夜晚宝宝超过6小时没有醒来喝奶，为了防止宝宝发生低血糖，妈妈一定要叫醒宝宝喂奶。	宝宝都会有醒来哭闹吃夜奶的情况，但也不要忽略了夜奶频繁的可能原因，宝宝夜间哭闹的原因可能是缺钙，也可能是不良吃睡习惯造成的日夜颠倒等问题，新妈妈应找到原因，注意调整。

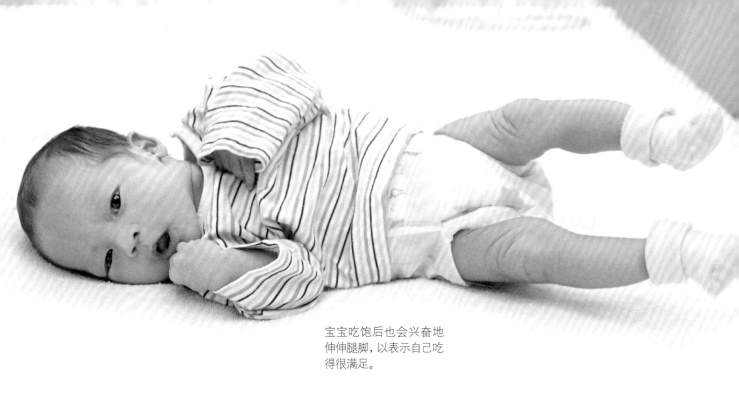

宝宝吃饱后也会兴奋地
伸伸腿脚，以表示自己吃
得很满足。

吃饱了，宝宝也可能不睡

新妈妈知道有些宝宝就算吃饱了也不爱睡觉吗？如果遇到这种情况，新妈妈先不要觉得跟别的宝宝不一样就开始担心，因为宝宝的睡眠情况除了跟吃饱有关外，跟宝宝自己的作息、外界环境都有关系。

有些宝宝相对睡眠时间较少，一般宝宝可能需要睡 18~22 小时，有些宝宝睡 16 个小时就足够了。只要宝宝睡醒时有精神，可以专注看东西，体重正常增长就不用担心。

另外，宝宝的睡眠环境很重要，如果有嘈杂的声音、室内光线强烈、室温过高或过低等因素都会影响宝宝的睡眠。

新妈妈不要觉得宝宝不睡就是没吃饱，继续喂奶很容易让宝宝吃撑了，可能会引起宝宝消化不良、肥胖的问题。

吃完母乳宝宝还能吃些配方奶，是母乳不足吗

母乳充足与否是每个新妈妈都会问的问题，同时，新妈妈也会通过观察宝宝是否吃饱来判断自己的母乳是否充足，因此就会发现有些宝宝吃完母乳后还会再吃些配方奶，这真的是新妈妈的母乳不够，宝宝没吃饱的表现吗？其实不然，宝宝在吃饱后仍然会有吸吮需求，嘴巴会做出吸吮的、想要吃奶的动作，就像吃饱饭的宝宝，你给他一块糖，他也能吃下一样。如果这个时候不管原因，只一味地给宝宝添加配方奶，会引起过度喂养，使宝宝超重。新妈妈衡量宝宝吃饱的标准还是要看表示宝宝吃饱的 6 个信号（见本书 30 页），而不是一味地给宝宝添加配方奶。

宝宝打嗝代表吃饱了吗

宝宝吃奶后打嗝主要是由吃东西的时候吸入了空气，或者是腹部受凉引起的。新妈妈不要将宝宝打嗝跟吃饱了联系到一起去，还是要细心观察宝宝吃奶的表现、排泄情况以及做好宝宝体重的监测，这才是判断宝宝吃没吃饱、是否健康发育的标准。

如果喂完母乳后，宝宝不停打嗝，新妈妈可以将宝宝抱起，让宝宝竖立地趴伏在自己的胸前，最好可以让宝宝的头抵在自己的肩膀上，并用手轻柔地拍打宝宝的背部，促使空气排出。

宝宝溢奶并不代表吃饱了

有些宝宝在吃完母乳后会出现溢奶、吐奶、呛奶的情况，这是因为宝宝吃奶的姿势不标准，导致吃奶的同时吸进了空气，不要错误地以为是宝宝吃饱了或者吃撑了。哺乳时，应让宝宝正确含住乳房，尽量少让宝宝吸入空气，并在宝宝吃饱后给宝宝拍嗝，促进宝宝把吃进胃里的空气排出来。

除此之外，新妈妈还要采用合适的哺乳姿势，在哺乳时，要尽量抱起宝宝，让宝宝的身体处于45°左右的倾斜状态。吃完奶后除了给宝宝拍嗝以外，不宜马上让宝宝仰

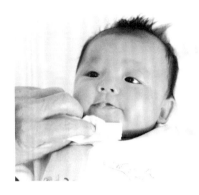

卧，而应当让宝宝侧卧一会儿，然后再改为仰卧位。还要注意每次的喂奶量不宜过多，间隔时间也不宜过短。

吐奶时要侧卧

宝宝一旦发生了吐奶的情况，新妈妈要及时让宝宝改成侧卧姿势，这样可以有效防止宝宝在呼吸时将口腔里残留的乳汁吸入肺中。

不用特地喂水

母乳喂养的宝宝，在一般情况下是不用特意喂水的，因为妈妈的乳汁中已经含有充足的水分了。

哭可能是没吃饱

宝宝在吸吮的时候吸不出来会放声大哭，然后再用力去吸，吸了一会儿吸不出来又会哭，哭了又想再吃，始终舍不得放开乳头，那就是没吃饱的反应。

吐奶后补奶

在吐奶后，宝宝的脸色可能会不好，但只要稍后能恢复过来就没问题。此外，新妈妈也可以适当地给宝宝补充些乳汁，不过如果宝宝表示不想喝，也不要强迫。

小技巧，不呛奶

宝宝溢奶、呛奶的情况可以在哺乳时就加以预防，C字型哺乳是通过新妈妈调节乳汁量，使宝宝能够充分吞咽，避免发生呛奶、溢奶的情况。

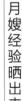

宝宝打嗝，妈妈先不急：宝宝在喂奶之后开始打嗝，新妈妈要做到不要着急，按照相应步骤冷静处理即可。

转移注意力：新妈妈在给宝宝拍嗝的同时，新爸爸也要帮忙，可以拿起宝宝喜爱的玩具逗宝宝，转移其注意力，也可减轻宝宝打嗝的情况。

打嗝频繁要就医：如果宝宝打嗝时间较长，或者发作频繁，新手爸妈要带宝宝去医院进行健康检查。

冬季保暖：在冬季，宝宝也会因受凉突然打嗝，如果宝宝嗝声高亢有力，而且持续不断，就需要注意给宝宝保暖了，晚上要盖好被子，白天应在衣服外放一个热水袋，这样可以预防、减轻宝宝打嗝的情况。

宝宝打嗝轻轻拍

宝宝在正确喂养的情况下是不会打嗝的，但难免会有宝宝吸入空气引起打嗝的情况，那么此时新妈妈应该怎么做，是否要继续喂奶呢？相信这是很多新妈妈的疑问，下面就让五星月嫂一步一步带着新妈妈处理宝宝打嗝的问题，让新妈妈在面对宝宝打嗝时不会束手无策。新妈妈只要轻轻拍拍宝宝的背部，就可以帮助宝宝轻松地将体内的空气排出，不再被打嗝所困扰，让宝宝舒舒服服的。

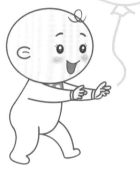

宝宝打嗝属于正常现象，妈妈不用过度担心哦。

拍嗝方法

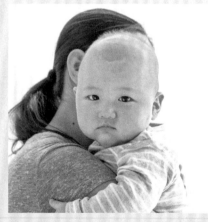

1 在宝宝开始打嗝后，将宝宝抱起，让宝宝竖立趴伏在妈妈的肩膀上。

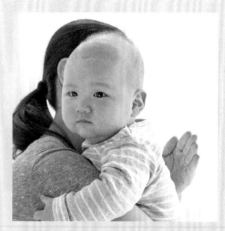

2 妈妈抱稳宝宝后，另一只手并拢，手心处微微成一个凹陷，使拍在宝宝身上时，力道不至于太重。

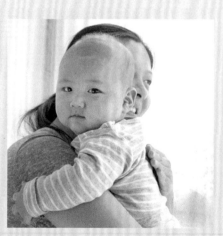

3 妈妈带一定力度并且有节奏地拍宝宝的背部，帮助宝宝顺利将体内空气排出。

母乳喂养期间，不要长时间用奶瓶喂养：长时间用奶瓶喂养容易导致宝宝乳头混淆，会让宝宝不爱吸吮妈妈的乳房，妈妈的泌乳量会渐渐不能满足宝宝的食量，从而更容易使宝宝提前断奶，因此新妈妈要积极做好乳房的养护工作，让宝宝能够更好、更长久地吸吮妈妈的乳房。

不擅自涂药：新妈妈不要擅自在乳头破损的地方涂药，避免乳汁在吸出过程中受到污染，如果乳头破损长时间不好，新妈妈可以去询问医生，寻找一种安全的促进伤口愈合的方法。

注意卫生：乳头部位破损后，新妈妈要时刻注意养护好自己的乳房，如果不注意日常的清洁护理，很容易导致乳房炎症。

乳头破损快点好

在哺乳时，有些新妈妈会被宝宝咬破乳头，再次进行哺乳时，会感觉到非常疼痛，如果新妈妈因此长时间放弃让宝宝吸吮乳房，泌乳量将会逐渐减少，宝宝也很容易因为母乳不足而吃不饱。因此，如果新妈妈能够采用正确的方法，尽快将乳头养好，在减少痛苦的同时，宝宝也会因此受益。

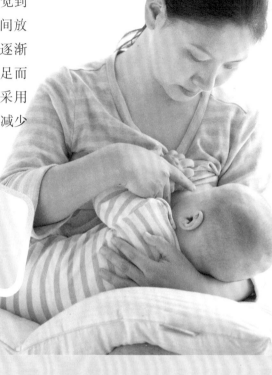

保护好乳房，也是在保护宝宝的粮袋。

乳房的护理

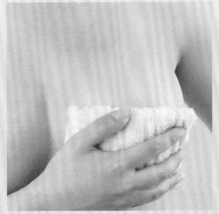

1 乳头破损也要将乳汁吸出，在吸出前，应用一条干净的湿毛巾擦拭，以免污染乳汁。

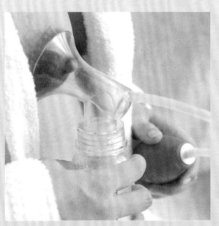

2 用干净的吸奶器喇叭口罩住乳晕和乳头吸出乳汁，会比较舒适，不会感觉到过分疼痛。

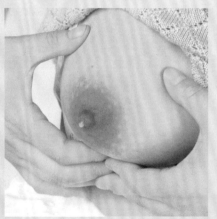

3 最后可挤出一点母乳涂在乳头、乳晕部位，不仅可以柔韧皮肤、防止感染，还有利于乳头的恢复。

催奶有妙招

很喜欢一句广告词：一直被模仿，从未被超越。即便将来在营养成分上配方奶能与母乳相媲美，但母乳喂养的幸福感觉却是无法替代的。

不要急着第一天就喝下奶汤

母乳是妈妈给宝宝最好的礼物。为了尽快下奶，许多新妈妈在产后第一天就开始喝下奶汤。但是，过早喝下奶汤，乳汁下来过快过多，新生儿又吃不了那么多，很容易造成浪费，还会使新妈妈的乳腺管堵塞而出现乳房胀痛。

若喝下奶汤过迟，乳汁下来过慢过少，也会使新妈妈因无奶而心情紧张，泌乳量会进一步减少，形成恶性循环。一般在分娩后一周再开始喝鲤鱼汤、猪蹄汤等下奶的汤。

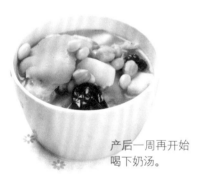
产后一周再开始喝下奶汤。

不盲目用催乳药膳

有些新妈妈非常关注催乳时能不能用药膳调理，如果确实奶不太多，可以选用一些温和的中药来帮助催乳，不过，新妈妈要"对症下药"，先分清楚自己属于哪种缺乳类型，是气血虚弱型缺乳还是气血阻滞型缺乳。

气血虚弱型缺乳是指妈妈在分娩过程中出血过多，或平时身体虚弱，导致产后乳汁少或乳汁多天不下，一般可服用补血益气与通乳药材，如黄芪、党参、当归、通草等。气血阻滞型缺乳可选用行气活血药物，如王不留行。

其实最好的方法是去医院咨询医生自己适不适合补充药膳，以及怎么补充。

晒 月嫂经验晒出来

别过早

产后半个月，尤其是第一周，千万别急着下奶和催乳，此时，要给新妈妈的肠胃一个缓冲期，宝宝还很小，不用担心他吃不饱。

别过急

催乳不是一天两天就能立竿见影的，需要一个过程，新妈妈不要太心急，家人也别给新妈妈太多的心理压力，否则会影响其身心恢复。

别跟风

催乳切忌盲从和跟风，比如其他妈妈用一个偏方实现了催乳，就一味照搬过来用在自己身上，因为每个人的体质差异很大，别人适用，自己不一定就适用，可能还会适得其反。

先通后催

催乳之前一定要保证乳腺管完全畅通，可以在护士或专业按摩师的帮助下通开乳腺管，也可以用吸奶器吸出奶，帮助畅通乳腺管。

催乳≠多吃

很多人认为只要新妈妈吃得多，奶水就会多，这其实是错误的，科学的催乳食谱是在营养均衡的基础上适当添加催乳食材，而不是一味喝下奶汤。

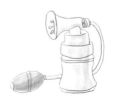

充分睡眠助泌乳

8小时

乳汁分泌的多少与吮乳刺激有关，另外还与新妈妈精神状态、睡眠质量、营养供给有直接关系。新妈妈要想让乳汁充足，宝宝尽情地享受这天然的营养资源，保持精神愉快、充分睡眠也是重要的因素之一。家人和护理人员要为新妈妈提供良好的休息环境，确保睡眠时间每天在8小时以上，让新妈妈轻松度过产后时光。

勤吸吮，让奶水多多

新妈妈还不知道吧，从产后第一周开始一直到2个月内，你的泌乳能力主要得益于宝宝的吸吮。通过宝宝的吸吮刺激来促使垂体催乳素分泌上升，从而分泌乳汁。所以，尽管新妈妈刚刚经历分娩，身心俱疲，乳房也不一定感到发胀，但最好坚持在产后30分钟内就让宝宝吸吮乳房，刺激乳房尽快分泌乳汁。

此外，还要多次不定时地让宝宝吸吮乳房，这样可以刺激新妈妈的大脑分泌释放更多的催乳素，以增加乳汁的分泌量。

催乳要循序渐进

新妈妈产后的食疗，应根据生理变化特点循序渐进，不宜操之过急。尤其是刚刚生产后，胃肠功能尚未恢复，乳腺才开始分泌乳汁，乳腺管还不够通畅，不宜食用大量催乳食物。

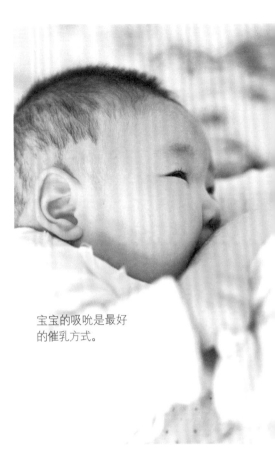

宝宝的吸吮是最好的催乳方式。

别忽视素食	别依赖饮食催乳	睡眠要足	心情要好	家人支持
有些老人认为多吃肉才会有奶，强迫新妈妈每天进食荤食，这不仅不符合产后科学饮食，反而会增加新妈妈乳汁中的脂肪含量，对宝宝不利。其实，像莲藕、豌豆、红枣这些素食材，也可以帮助泌乳。	乳汁的分泌是身体共同作用的结果，新妈妈不能只依赖饮食催乳，还应注意充分休息、保持心情愉快等，这样才能大大提高母乳喂养的机会。	睡眠好，新妈妈身体也会好，奶水自然就会足。但是很多新妈妈觉得生完宝宝睡眠质量直线下降，所以新妈妈要抓紧空闲时间多休息，对催乳大有裨益。	奶水的分泌与内分泌有关，而心情能影响内分泌。新妈妈任何的情绪波动，如烦躁、伤心、生气、郁闷等，都可能通过大脑皮层影响垂体的活动，从而抑制催乳素的分泌。	家人要多关心新妈妈，营造一个好的家庭氛围。让新妈妈保持好的心情，身体早一点恢复，另外，多从新妈妈自身出发来催乳，不要把别人的经验强加给新妈妈。

按摩催乳前的准备工作

实践证明按摩催乳有效果好、时间短、安全、方便、易学的特点。不管是外敷乳房还是饮食催奶，都需要一段时间才能见效，而利用按摩则能迅速解决乳房胀痛、乳汁分泌不足等问题。这种方法简单易学，也十分安全。

在按摩催乳前新妈妈需要选择宽松舒适的睡衣，身体要放松，保持心情舒畅，不用紧张。

准备麻油或者橄榄油，按摩之前需要涂抹它们以保护乳房。麻油又称香油，它不仅安全而且还含有多种营养素，其中的维生素E能促进乳汁分泌。在按摩前还可以热敷乳房，这样能增强按摩效果。

按摩催乳要靠谱

按摩催乳的原则是理气活血、舒筋通络，是一种简便、安全、有效的催乳方式。按摩之前，新妈妈最好用温水热敷乳房几分钟，遇到有硬块的地方要多敷一会儿，然后再开始进行按摩。

按摩必须注意手法和力度，手法不准确或者力度太大，都可能导致乳腺管堵塞加重，严重的可能会引发炎症。

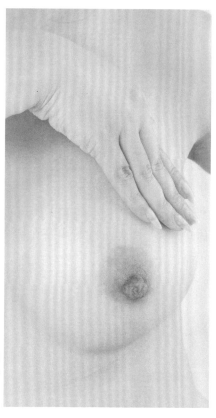

掌握好按摩的手法和力度，催乳效果才会事半功倍。

宝宝多吸吮

新妈妈不要只顾着到处找催乳方子或者每天喝千奇百怪的下奶汤，其实催乳很简单，就是让宝宝多吸吮，以促进乳汁分泌。

最棒的催乳师

其实最棒的催乳师就是宝宝，他的吸吮是最棒的催乳按摩。新妈妈对宝宝的爱是最好的心情调节剂，因此新妈妈要相信自己，坚持进行母乳喂养。

哺乳前按摩

新妈妈在哺乳前进行轻柔按摩能促进催乳素和催产素的分泌，帮助乳汁进入乳窦，促使下奶及减轻乳胀。

按摩的方法

乳汁少的新妈妈用温热的毛巾敷在乳房上，呈圆形，中间需要露出乳头及乳晕，之后用手缓慢地挤压按摩，有一定的通乳作用。

先热敷

在按摩前，新妈妈最好用50~60℃的毛巾热敷两侧乳房各10分钟，能够促进乳腺疏通，再配合力道适中的按摩，对催乳很有帮助。

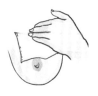

按摩催乳的注意事项

1. 按摩前要注意卫生。宝宝抵抗力较差，按摩前不注意卫生很容易使宝宝感染细菌。所以按摩前必须把手清洗干净，不能戴戒指等饰物，且用指腹按摩避免指甲划伤乳房。

2. 保持好心情。按摩时新妈妈也要保持好心情，要给自己足够的信心，不要讲消极泄气的话，以免负面情绪影响乳汁分泌。

3. 姿势要舒适。按摩时所采取的姿势要以新妈妈感觉舒服为宜。按摩的力度应根据自身的感觉随时增减。

心情好，状态好，奶水也会好

老人往往认为没有奶水，或者奶水少是遗传、生理问题，或者是吃催乳食物不够导致的，其实，泌乳量和乳汁的质量跟新妈妈的心情和精神状态有很大关系。新妈妈心情不好或者精神萎靡不振，将会影响刺激生成乳汁的泌乳素，从而影响泌乳量，而且当新妈妈有心情不好、生气等不良情绪时，也会使乳汁质量下降，不利于宝宝健康。

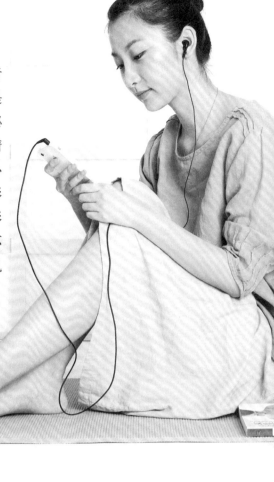

听轻柔、舒缓的音乐能让新妈妈心情好，状态好。

按摩力道适中

按摩催乳是一个促进血液循环、保证乳腺畅通的方法，但新妈妈应注意按摩力道要适中，适当的力度不会让新妈妈太疼，且能有效将乳汁推出，绝不能太重，以免损伤乳房其他组织。

有硬块多热敷

如果乳房某些部位出现硬块，应用热毛巾多热敷一会儿再进行按摩，不要用力揉、压硬块部位。

作息同步

宝宝饿得快，吃得勤，因此，新妈妈要注意保证足够的休息，可以跟宝宝的作息同步，宝宝睡的时候，新妈妈也睡，这样能够保证充足的体力，也有利于新妈妈分泌乳汁。

适当进补

按摩使乳腺管畅通后，新妈妈可以适当进补催乳的食物。乳汁来源于妈妈吃下去的食物和水分，哺乳期的饮食以清淡、低脂肪为主。

新爸爸作用大

新爸爸在此时的作用非常大，不管是给新妈妈做些乳房按摩，还是全程陪护，都是对新妈妈最好的支持，有利于新妈妈保持良好的心情，促进乳汁的产生。

放松心情：按摩是有助于乳腺疏通的，不过在按摩的同时，妈妈能够放松心情，享受按摩的过程，对催乳有加倍的作用。

新爸爸的手最合适：新爸爸的手宽厚有力，能够有效推开新妈妈的乳腺，而且新爸爸的付出是新妈妈的精神支柱，让催乳、哺乳成为最幸福的事。

饮食清淡：在进行开奶、催乳后，仍然不能进补脂肪含量很高的汤，避免因乳汁内脂质较多引起乳腺堵塞。

找有资质的开奶师：有些妈妈经过按摩、饮食调节，还是没有能够顺利泌乳或者泌乳量少，这就需要专业人士来帮助开奶，这时应选择正规机构的医护人员来帮助自己开奶。

一起来按摩催乳

在刚生完宝宝的时候，有不少新妈妈的乳汁偏少，不禁开始担心以后宝宝会吃不饱，也许会请一些开奶师来帮助开奶。开奶就是在乳房上涂抹些乳汁或植物油，加上专业的手法，对乳腺进行疏通，从而达到开奶、催乳的效果。其实，新妈妈也可以自己在家做一做催乳按摩，方便又省钱。

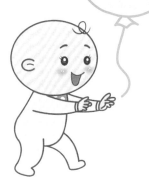

催乳可不要太过心急，循序渐进最重要。

按摩乳房的方法

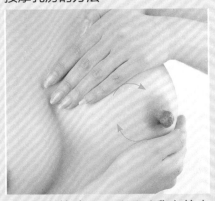

1 环形按摩：双手置于乳房的上方和下方，以环形方向按摩整个乳房。遇到硬块的地方要多做一些按摩。

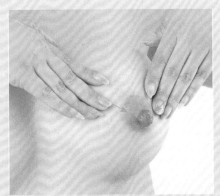

2 指压式按摩：双手张开置于乳房两侧，由乳房向乳头慢慢挤压。

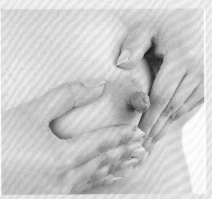

3 乳头按摩：自乳房基底部向乳头方向按摩，拇指和食指揉捏乳头以增加乳头的韧性。

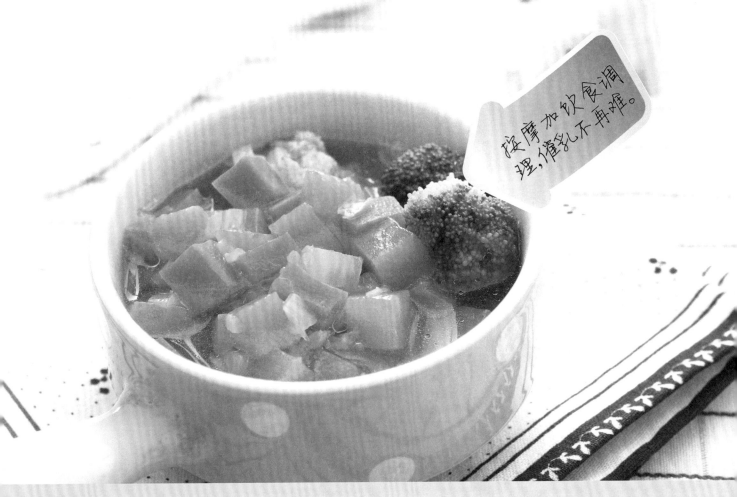

按摩加饮食调理，催乳不再难。

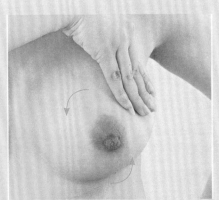

4 四指画圈、轻推：用拇指以外的四根手指指腹沿着乳房外围一边画圈一边轻推，也可以双手手指一起，由外及内，渐渐推至乳晕区。

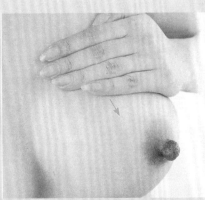

5 梳齿状梳理按摩：四指呈梳齿状从乳房外围根部向乳头方向梳理，奶结部位要反复梳。不能用木梳或者刮痧板等较硬的物体。

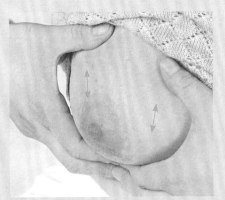

6 轻晃乳房，促进乳汁流动：用手握住整个乳房，然后上下左右轻轻晃一晃，让乳汁更好地在乳腺管里流动。

五星月嫂细数母乳喂养常见误区

哺乳，对于没有经验的新妈妈来说是一种挑战，要面临各种问题，还要尽力找寻正确的解决方法。一般新妈妈可能会向过来人取经，可是别人的经验真的对自己和宝宝适用吗？不要急，让五星月嫂为你答疑解惑。

⚠ 乳房不胀了，就表示乳汁不够了

生完宝宝，刚开始哺乳时，新妈妈的泌乳量会骤然增高，产奶量比宝宝的需求要多，所以乳房常常发胀。但到了三四个月以后，新妈会发现乳房不胀了，也就开始担心是奶不够，怕宝宝吃不饱了，其实这是新妈妈的母乳量跟宝宝的需求达到供需平衡了，泌乳量跟宝宝的食量是对等的，所以新妈妈不会觉得胀奶，而宝宝也吃饱了。

⚠ 乳汁分泌量和乳房大小有关

乳房大小基本上是由胸部脂肪多少决定的，而乳汁是由乳腺产生的，因此乳汁的分泌量跟乳房的大小无关。很多乳房小的妈妈都能成功哺乳。妈妈乳房产奶量小，根源是乳房中可以产奶的腺体组织少。好在泌乳的原则是按需供给，宝宝吃得越多乳汁分泌的就越多。不用担心，基本上每个妈妈都能满足自己宝宝的吃奶需求。

⚠ 宝宝频繁吃奶说明奶水不足

新生儿吃奶比较频繁，一般24小时要喂奶8~12次，如果新妈妈察觉到宝宝的喂奶次数有所增加，大小便次数也增多，这一切都是正常的，频繁的吸吮会刺激妈妈的乳房分泌更多的乳汁。经过一段时间的喂养，妈妈的泌乳量就会和宝宝的需求量达到平衡。如果在三个月后宝宝频繁地吃奶，实际上是在告诉你，他的身体正在迅速成长，他需要更多的营养。这时候，建议妈妈最好专注于喂奶，将费时费力的家务活交给家人，全力以赴地产奶、喂奶。

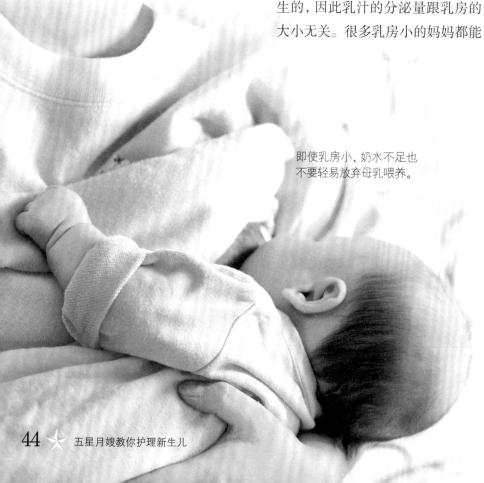

即使乳房小、奶水不足也不要轻易放弃母乳喂养。

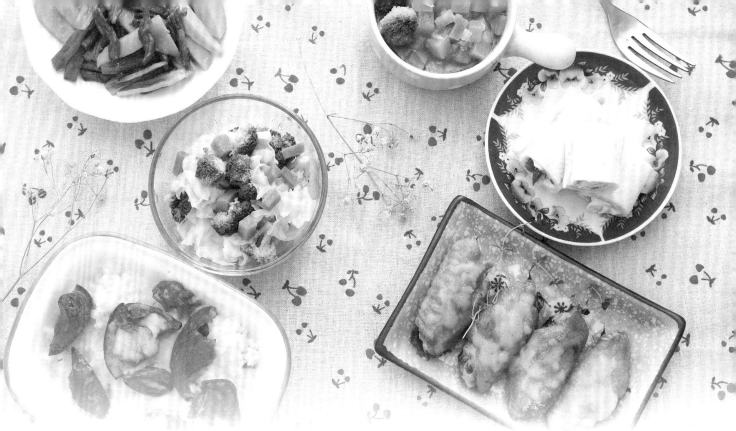

⚠ 新妈妈奶水少，不喂配方奶宝宝就会挨饿

如果新妈妈的奶水少发生在刚分娩后，这不是异常现象，最初的初乳分泌量本就不多。新妈妈不要担心不够宝宝吃，其实刚出生的宝宝胃容量很小，新妈妈的乳汁是可以满足宝宝需要的。随着宝宝的频繁吸吮，新妈妈的产奶量会越来越多。真正母乳分泌不足的新妈妈并不多，如果因为担心宝宝饿肚子而早早地给宝宝喂配方奶，会减少吸吮母乳的次数和时间，反而会导致母乳量不足。

⚠ 奶水稀薄是营养不好

新妈妈有时发现自己的乳房不太胀了，母乳颜色白白的，看上去淡淡的，好像还不如配方奶。其实这是由于母乳中蛋白质、脂肪的含量较少，看上去稀薄，但并不是营养不好。

母乳的营养素含量与新妈妈的膳食有很大关系，因此新妈妈要随时注意自己的饮食。做到均衡饮食，合理补充营养素，才是保证宝宝健康成长的关键。虽然每个新妈妈的饮食习惯不同，乳汁中营养素含量也不尽相同，但母乳的营养成分比配方奶好，这是无可争辩的事实，所以一定不要放弃母乳喂养。

⚠ 6个月后母乳质量差

有很多人都说产后6个月之后，母乳就没有营养了，其实并非如此绝对，6个月后的母乳不是没有营养了，只不过所含的免疫球蛋白相对有所下降。但母乳中的脂肪、蛋白质、维生素等营养素仍然存在，并且为保证宝宝的健康发育起着很大的作用；随着宝宝越来越大，光靠喂食母乳已经无法完全满足宝宝的营养所需时，就需要通过适当添加辅食来解决营养不够的问题。

⚠ 经过冷藏的母乳会变味，不如喂配方奶

乳汁过多时，新妈妈会将乳汁吸出，放入冰箱冷藏或冷冻，这是保证乳房排空、延长乳汁保质期的好方法。但有一些新妈妈会发现经过冷藏、冷冻的乳汁有一股膻腥味，担心是因为乳汁营养流失，也怕是因为乳汁变质引起的，就倒掉不用了。其实只要冷藏、冷冻得当，乳汁并不会变质，除了活性因子有所减少外，营养几乎没有流失，只是口感相比新鲜乳汁稍差。

母乳保存的期限

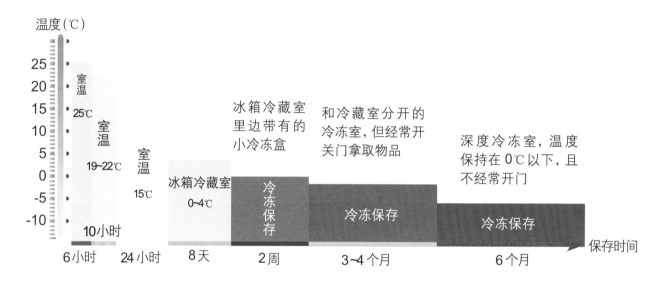

⚠ 吃母乳的宝宝易腹泻

吃母乳的宝宝比吃配方奶的宝宝大便稀，每天排便四五次，宝宝饮食、睡眠、情绪都很好，这不算是腹泻。

医学证明，由于母乳中含有各种免疫增强因子，母乳喂养的宝宝一般较少发病，包括腹泻。不过，喂宝宝时新妈妈一定要注意哺乳卫生，保持乳房的清洁，勤换内衣，最好喂奶前进行乳头消毒，以减少感染。

有些宝宝确实大便很稀，甚至伴有腹痛，大便中有黏液脓血，在排除肠道感染的情况下，应该考虑是否有母乳过敏的问题。大多数母乳过敏的宝宝症状较轻，生长发育也正常，等宝宝大点就不再过敏了。少数宝宝症状较重，需要进行治疗。

⚠ 来月经了，奶水就不能吃了

在新妈妈重返工作岗位做不到频繁挤奶，或宝宝开始吃辅食，或者宝宝不吃夜奶等情况下，随着宝宝的吸吮率降低，新妈妈体内荷尔蒙水平受到影响，月经就会回来。至今没有任何研究表明，来月经后的母乳在质量上有什么变化。来月经的新妈妈可以继续哺乳，但是要注意，应该采取非荷尔蒙类避孕方式，不用含雌激素或黄体酮的荷尔蒙类避孕方式，如紧急避孕药会改变母乳的成分，降低乳汁分泌。

⚠ 感冒了就不能哺乳

感冒是产后新妈妈易患的常见疾病，该不该给宝宝喂奶就成了新妈妈此时的一个难题。新妈妈与宝宝是零距离接触的，既担心感冒会传染给宝宝，又害怕吃药后会影响乳汁的品质，对宝宝不利。

其实，刚出生不久的宝宝自身带有一定的免疫力，新妈妈不用过分担心感冒传给宝宝而不敢喂奶。如果感冒时不伴有发热的症状，新妈妈可多喝水，吃清淡易消化的食物，也可吃些刺激性小的中成药物，如板蓝根冲剂。但要注意的是，应在吃药前哺乳，吃药后半小时以内不哺乳；注意卫生，勤洗手，少对着宝宝呼吸，可以戴口罩防止传染；同时最好有人帮助照看宝宝，自己能多点时间休息。

但是，如果感冒并伴有高热，可暂停母乳喂养一两天，停止喂养期间，还要常把乳汁挤出，以保持日后继续母乳喂养。

⚠ 术后输液不哺乳

剖宫产新妈妈在手术后需要输液，为此很多新妈妈担心输液会影响乳汁。这种担心是多余的，产后输液大多是为了消炎、预防感染、促进子宫收缩，而且医院基本都会选择对乳汁没有影响的药物，并不会影响乳汁的分泌和成分。但如果新妈妈患有其他疾病，就要根据具体用药来决定是否母乳喂养了。

⚠ 患"母乳性黄疸"的宝宝就不能吃母乳了

有的宝宝刚出生时，皮肤的颜色红润，但喂母乳后不久，皮肤就开始变黄，而且久久不退，但宝宝没有不舒服的表现，能吃能睡，精神很好。经化验，胆红素多在每100毫升血液中含20毫克以下，宝宝的肝脏和脾脏也不大，无贫血，白细胞数不高，肝功能正常，这就是母乳性黄疸。

为什么有些宝宝吃母乳后会出现黄疸呢？这是由于母乳中含有葡萄糖醛酸苷酶，活性很高，使胆红素在宝宝的小肠中被重复吸收，于是，宝宝便出现了黄疸。

不过，新手爸妈可以放心的是，母乳性黄疸对宝宝的成长和发育不会有影响，可以像以前一样，继续给宝宝喂养母乳。

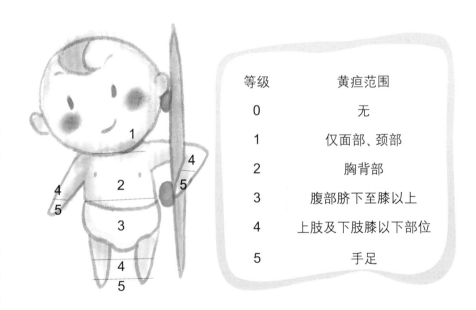

等级	黄疸范围
0	无
1	仅面部、颈部
2	胸背部
3	腹部脐下至膝以上
4	上肢及下肢膝以下部位
5	手足

⚠ 宝宝睡觉时间长，就叫醒宝宝吃奶

有些新手爸妈担心宝宝饿着，常常会隔几个小时就把宝宝叫醒喂奶。这样的做法是不利于宝宝健康的。

宝宝快速的新陈代谢和成长，需要充足的优质睡眠才能保证。如果宝宝饿了，他自己会用哭声提醒爸爸妈妈。所以新手爸妈不要过于担心，尽量不要叫醒熟睡中的宝宝。

但是，对于新生儿或早产儿、低出生体重儿，喂奶间隔时间不能太长，以免出现低血糖。如果宝宝到了以往吃奶的时间而没有醒，应该叫醒宝宝吃奶。

⚠ 一定要吃鱼肝油

宝宝出生后半月，新妈妈就可以开始考虑是否要给宝宝补充鱼肝油了，母乳和奶粉中含钙量较高，而维生素 D 的含量较少，因此可能需要额外补充鱼肝油，以促进钙的吸收。尤其是在冬季或者受雾霾等天气影响，导致宝宝晒不到太阳、缺少维生素 D 的情况下，新妈妈应每天给宝宝补充 400~800 国际单位的鱼肝油，这是预防量。但是，是否需要给宝宝喂鱼肝油还是要看宝宝自身的情况，如果宝宝没有明显的缺钙征象，就不必非要额外吃鱼肝油。

⚠ 一定要一边喂 10 分钟，再换另一边

不少老人告诫新妈妈，一定要让宝宝吃 10 分钟的奶后，再换另一边吃，这让很多新妈妈不解。因为有的新妈妈乳房容量偏大，宝宝还没有吃完就被迫吃另一边的奶。这样，宝宝只吃到了前奶，后奶吃得很少，无形中造成了浪费。

其实，国际母乳协会提倡的是：让宝宝自己决定什么时候不吃一边，然后再换另一边。当他自己不吃了，或者睡着了，你可以试一下让宝宝吃另一边，有的宝宝会吃，有的宝宝不需要吃了，不用强迫他。

当然，如果宝宝吃完一边就饱了，新妈妈要将另一边的奶挤出，或者下次喂奶时让宝宝吃上次没有吸吮的那侧乳房，以免造成双侧乳房不对称或泌乳越来越少。

要根据宝宝自身的情况来考虑是否给宝宝补充鱼肝油。

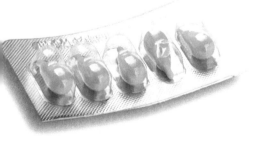

乳房容量、宝宝胃容量和其他很多因素都会导致宝宝吃奶的方式不一样。所以还是那句老话，喂奶时"看孩子，别看钟"。宝宝会告诉我们，他什么时候吃饱了，什么时候还要吃。

⚠ 母乳喂养会使乳房下垂

　　哺乳对乳房下垂、变形影响不大，乳房的变化一般跟怀孕期间孕激素改变有关，无论新妈妈是否选择母乳喂养，都应该好好呵护自己的乳房。如果不想乳房变形严重，可以做一些有效的防治措施，如坚持穿有承托能力的内衣、学习正确哺乳宝宝的姿势、适当的按摩乳房等。

⚠ 哺乳的妈妈会增肥，身材走形

　　一些新妈妈放弃哺乳，是因为觉得哺乳会发胖，其实哺乳本身是有利于瘦身的，每天坚持哺乳，可以多消耗约 2093 焦耳的热量。所以，新妈妈在哺乳的同时，只要注意饮食、均衡搭配，吃得健康，便可以轻轻松松地瘦下来。顺产和恢复较好的剖宫产新妈妈也可以加上适量的运动，既不影响母乳的味道，也能更快地恢复身材。但是，新妈妈不宜用节食、饮减肥茶等减肥方法瘦身。

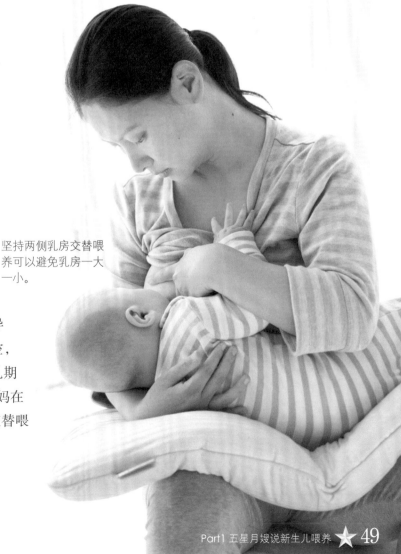

坚持两侧乳房交替喂养可以避免乳房一大一小。

⚠ 母乳喂养容易造成乳房一大一小

　　有些母乳喂养的新妈妈在经过一段时间的哺乳后发现乳房一大一小，这是由不良的喂奶习惯导致的。在喂养宝宝的时候没有做到两侧乳房轮流排空，对两侧乳房的刺激不同，容易导致两侧乳腺在哺乳期后恢复不同，进而出现乳房一大一小的情况。新妈妈在哺乳期间有意识地进行按摩，并且坚持两侧乳房交替喂养，就可以大大降低这种情况发生的概率。

混合喂养和人工喂养

产后72小时，可以添加配方奶

❀ 宝宝体内储存了约可供消耗3天的营养，若新妈妈72小时后母乳仍然不足，是可以适当添加配方奶的。

3个月，食欲更好

❀ 3个月是宝宝的猛长期，食量会增加，每次喂奶量增加到150~180毫升。

❀ 人工喂养和混合喂养的宝宝要注意在两顿奶间喂水。

猛长期勤喂奶

❀ 宝宝进入猛长期后每天喂奶为750~800毫升。

❀ 母乳营养价值依然很高，依据宝宝食量增加配方奶后也应适量多喂母乳。

❀ 配方奶已经满足宝宝对钙的需求，混合喂养、人工喂养的宝宝在6个月内不用额外补充钙剂。

每天吃奶6~8次

❀ 配方奶消化时间长，喂奶次数相对较少，一般是每天6~8次。

冲奶的水温在40~45℃

❀ 冲泡配方奶的水温应控制在40~45℃，最适宜的温度为42℃。

换新奶需要3~7天

❀ 在必须换配方奶时，需要将新奶粉按比例替代原来的奶粉，让宝宝逐渐适应。

❀ 换奶时应逐渐减少老配方奶的量，一般在3~7天内完全换成新配方奶。

混合喂养、人工喂养，
宝宝一样健康

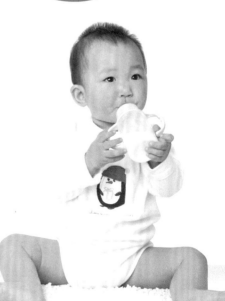

母乳是无可替代的，但添加配方奶喂养宝宝的妈妈也不用担心，配方奶中的成分和妈妈精心的照顾也是给宝宝最好的爱，宝宝一样可以健康成长。

月嫂汇总：混合喂养、人工喂养速查小词典

人工喂养一般是用乳品或配方奶代替母乳，在经过适当调配后喂养宝宝的一种方式。在新妈妈无法进行母乳喂养的时候，这种方式也能为宝宝提供充足的营养，让宝宝健康地成长。

人工喂养

混合喂养是指在母乳分泌不足的情况下，用配方奶来补充喂养，维持宝宝的健康发育的喂养方式。应注意的是，母乳和配方奶不要混在一起喂。

混合喂养

全奶就是以1平勺配方奶加4勺水调配出来的浓度，刚出生的宝宝消化功能较弱，在哺喂配方奶时，不要喂浓度较高的全奶。

全奶

转奶是在宝宝不适宜继续吃一种配方奶时要换另一种配方奶的过程，不同品牌、不同系列、不同阶段的奶粉更换都经需历这个过程，转奶过程都要循序渐进。

转奶

在产后第3周、3个月、6个月，宝宝处于"猛长期"，体重和食量迅速增加，新妈妈不要以为是自己奶水不够，匆忙添加配方奶。

猛长期

仿真奶嘴是尽力模仿妈妈乳房实感的奶嘴，它非常柔软且有一定延展性，可以让宝宝像吸吮妈妈乳房一样喝配方奶，可以在很大程度上避免宝宝出现乳头混淆的情况，适合混合喂养的宝宝。

仿真奶嘴

如何混合喂养

有些新妈妈由于母乳分泌不足或其他原因不能完全母乳喂养时，可选择母乳和代乳品进行混合喂养的方式，这样既能保证宝宝的营养供给，又不会导致妈妈回乳。而且随着情况的改观，还有实现纯母乳喂养的可能。

什么样的宝宝需要混合喂养

母乳喂养不足的宝宝需要进行混合喂养。一旦宝宝出现排绿便且次数少、体重每月增长不足 500 克时就要适当添加配方奶来补充必要的营养，这些是宝宝吃不饱的表现，如果不进行补充，将会影响到宝宝发育。因此，出现这样的情况时，就要采取混合喂养的方式，但也不要放弃母乳喂养。

避免不必要的混合喂养

母乳不足的情况下，新妈妈要审慎处理，不可轻易添加配方奶或其他代乳品。宝宝出生后 15 天内，母乳分泌不足，就要尽量增加吸吮母乳的次数，乳汁会逐渐多起来的。如果出生半月内，宝宝每次吃完奶后都哭，应注意监测体重，只要每 5 天增加 100~150 克，即使每次都吃不饱，也不必急于加喂配方奶。

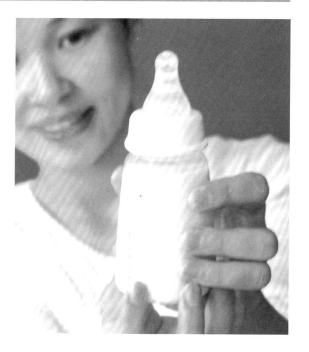

晒

月嫂经验晒出来

母乳为主

混合喂养的新妈妈要牢记一点，就是以母乳喂养为主，母乳是任何代乳品都无法替代的，即便是母乳不足，也应多喂母乳，宝宝吃不饱再喂配方奶。

不依赖配方奶

有些混合喂养的新妈妈过度依赖配方奶，虽然大部分配方奶已经尽可能地接近母乳，不会影响宝宝的健康成长，但配方奶较难消化，还是应尽量喂母乳。

不要攒母乳

如果新妈妈的母乳没有排空，就会减少泌乳量，混合喂养的新妈妈不要觉得奶少就应该攒一攒，母乳是吃得越空，分泌得越多，应该多让宝宝吸吮，或许慢慢地母乳就够宝宝吃了。

暂时母乳不足

处于"猛长期"的宝宝的食量增大，但新妈妈的泌乳量还没跟上，可能会出现暂时的母乳不足情况，新妈妈应采取混合喂养的方式，不要盲目放弃母乳喂养。

相信自己

在混合喂养的过程中，如果你过于担心、睡眠不足或饮食不好，都可能会影响乳汁的分泌，情绪因素的影响尤其大。所以，你首先应该做的事情是相信自己，相信通过自己的努力，可以让宝宝吃到更多的乳汁。

6个月 千万不要放弃母乳喂养

混合喂养最容易发生的情况就是放弃母乳喂养，改为人工喂养。由于母乳较少，宝宝吸吮困难，吃完没多久又要吃奶，会使新妈妈感觉到很疲劳，而人工喂养的配方奶中含有较多糖分，宝宝爱喝，而且也比母乳容易吸出，宝宝也因此很难对母乳产生依赖，新妈妈的乳汁分泌也就会越来越少，甚至到最后没有奶了。

新妈妈要坚持，千万不要放弃母乳喂养，为了宝宝的健康，新妈妈也应在 6 个月内坚持给宝宝喂母乳。

不是将配方奶和母乳一齐喝下

不建议新妈妈把母乳和冲好的配方奶混在一起喂给宝宝吃，两者混在一起不仅会改变母乳的成分，而且也会让配方奶中的微量营养素变得过于集中，给宝宝未成熟的肾脏带来沉重的负担。另外，也容易浪费，因为宝宝用奶瓶喝剩的配方奶必须在一小时内倒掉，里面珍贵的母乳也会因此被倒掉。

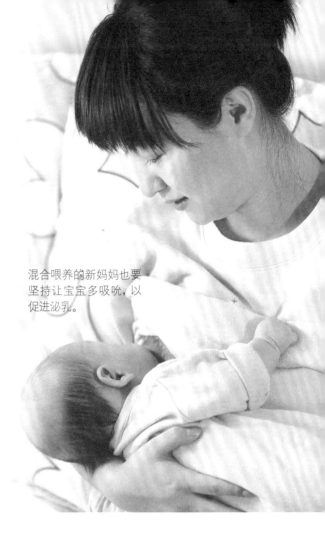

混合喂养的新妈妈也要坚持让宝宝多吸吮，以促进泌乳。

不喂糖水	每天至少亲喂 3 次	尽快吃完母乳	感冒可哺乳	上班坚持背奶
混合喂养的新妈妈母乳少，有些人认为给宝宝喂糖水可以预防因吃不饱造成宝宝低血糖的情况，这是不科学的，容易导致宝宝不爱喝母乳，进而不愿吸吮妈妈的乳房，致使妈妈的乳量越来越少。	恢复上班是很多新妈妈选择混合哺乳的原因，只能用背奶的方式让宝宝继续喝母乳，久而久之，母乳量容易越来越少，新妈妈应在上班前和回家后让宝宝充分吸吮乳房，每天最好能坚持亲喂 3 次以上。	背奶的新妈妈要注意不要让珍贵的母乳变质，吸出母乳后应及时冷藏，冷藏的母乳要在 5 天内吃掉，并且解冻后要在 24 小时内喂给宝宝。	混合喂养的妈妈普遍奶水较少，不要因为新妈妈患感冒就贸然停止喂母乳，这样容易导致回乳，而且母乳中含有抗体，只要妈妈做好防护，继续哺乳对增强母子健康都是有好处的。	混合喂养的上班族新妈妈一般都会选择背奶，虽然相对辛苦一点，但为了让宝宝吃得更好，也应尽力坚持背奶。

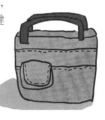

混合喂养的两种方法

　　混合喂养一方面可以保证新妈妈的乳房按时受到宝宝吸吮的刺激，从而维持乳汁的正常分泌，让宝宝摄取到丰富的营养；另一方面也利于增强母婴感情，使新生儿得到更多的母爱，增加安全感。

　　混合喂养的方法有两种，它们各有优劣性和适宜性，新妈妈可根据自己的情况，选择适合自己和宝宝的方法。

补授法

　　在进行补授法时，母乳喂养与人工喂养的时间差通常不超过 10 分钟，之后立即给宝宝喝配方奶，不会让宝宝饿着，还能使新妈妈的乳房受到吸吮刺激，并能满足宝宝与妈妈亲密接触的心理需要。

优点：宝宝的频繁吸吮能刺激妈妈的泌乳反射，从而使乳汁分泌量增加，还有可能实现纯母乳喂养。

缺点：易使宝宝消化不良，并容易使宝宝对乳头产生混淆，从而拒绝吸吮妈妈的乳房。

优化方法：可选用仿真奶嘴，这种奶嘴吸吮起来比较费力，跟吸吮母乳的感觉比较接近，宝宝容易接受。

代授法

　　代授法很方便，新妈妈可以在与宝宝一起时喂母乳，不足部分或母子分离时采用配方奶替代。

优点：这种方法可逐渐用代乳品、稀饭、烂面条代授，从而培养宝宝的咀嚼能力，为以后的断奶做准备。

缺点：这种喂法容易使母乳减少。

优化方法：每日母乳喂养的次数不少于 3 次，可使母乳分泌量保持在一定水平。

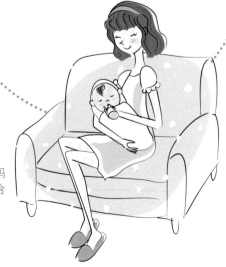

混合喂养也要根据新妈妈自身和宝宝的情况选择合适的方法。

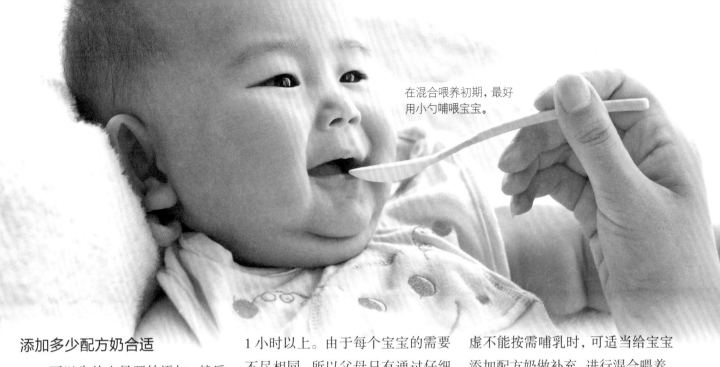

在混合喂养初期，最好用小勺哺喂宝宝。

添加多少配方奶合适

可以先从少量开始添加，然后观察宝宝的反应。如果宝宝吃后不入睡或睡了不到 1 小时就醒，张口找乳头甚至哭闹，说明宝宝还没吃饱，可以再适当增加量。以此类推，直到宝宝吃奶后能安静或持续睡眠 1 小时以上。由于每个宝宝的需要不尽相同，所以父母只有通过仔细观察和不断地尝试，才能了解自己宝宝真正的需要量。

混合喂养之初先用小勺喂

产后新妈妈因母乳不足或体虚不能按需哺乳时，可适当给宝宝添加配方奶做补充，进行混合喂养。开始先不要给宝宝用奶瓶喂奶，因为硅胶奶嘴容易吸奶，会让宝宝产生依赖性，不愿再费力吸吮母乳。可以先用小勺喂宝宝喝奶，等宝宝习惯吸吮母乳后再用奶瓶喂。

不喝剩奶	观察吃奶规律	避免乳头混淆	饿时先喂母乳	也要拍嗝
无论是母乳还是配方奶，在常温情况下很容易滋生细菌，保存时间都不长，每餐喂不完的奶很容易变质，因此就不要再给宝宝喝了。	混合喂养时，新妈妈会发现，相比较纯母乳喂养，混合喂养的时间较规律，新妈妈应留心从吃配方奶的规律观察宝宝是否能初步做到定时喂养，这对后期添加辅食，建立宝宝的饮食习惯有帮助。	因为在母乳和配方奶之间交替喂养，宝宝很容易出现乳头混淆的现象，从而不愿吸吮妈妈的乳房，新妈妈要尽量避免这种情况发生，用小勺喂奶和用仿真奶嘴喂养都有不错的效果。	如果新妈妈发现宝宝已经有一些不爱吸吮乳头的表现该怎么办？建议在宝宝饿了想吃奶时给宝宝喂母乳，不要给宝宝更容易被吸出的配方奶，让宝宝形成一种吃母乳的意识。	混合喂养和人工喂养的宝宝也是需要拍嗝的，尤其是用小勺喂奶的宝宝，更容易吸进空气。一般宝宝吃饱后拍嗝即可，如果是体质较弱的宝宝，在喂奶的过程中就要拍几次。

晒

月嫂经验晒出来

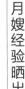

添加的配方奶不用开水冲调

不少新手爸妈喜欢用开水冲奶粉，这是错误的做法，因为水温过高会使奶粉中的乳清蛋白产生凝块，影响消化吸收。另外，某些遇热不稳定的维生素会被破坏，特别是有的奶粉中添加的免疫活性物质会全部被破坏。一般冲调奶粉的水温控制在 42℃左右为宜。

代乳品不要用鲜牛奶

鲜牛奶蛋白质分子结构大，不容易被宝宝吸收，会加重肝肾负担，加之磷含量高，会直接影响宝宝对钙的吸收。

对于 1 岁以内的宝宝来说，配方奶是最佳的代乳品。它以牛奶为原料，根据母乳成分进行了调配，改变了牛奶中不适合婴幼儿生理的成分，降低牛奶中的总蛋白质，调整钙、磷、钠、钾、氯等矿物质的比例。这样，配方奶更符合婴幼儿的生理特点，既减轻肝肾负担，有利于宝宝的心脑发育，又不易在胃内凝块，易消化吸收。因此，宝宝的代乳品最好选择更接近母乳且营养更全面均衡的配方奶。

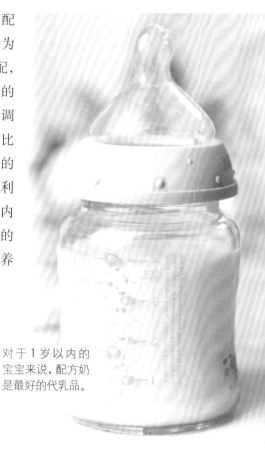

对于 1 岁以内的宝宝来说，配方奶是最好的代乳品。

晒

月嫂经验晒出来

减奶标准

有时会发现宝宝吃配方奶的量有所减少，并且宝宝的排泄正常，体重正常增加，这就说明新妈妈的奶量增多了，可以适当减少喂配方奶的量了。

不吃奶的情况

在喂配方奶时，宝宝可能因为各种原因拒绝吃奶，这时就要检查奶水是否太烫，宝宝是否不饿或者是不是宝宝生病了没有胃口。

选仿真奶嘴

利用奶瓶能够较好地观察宝宝的吃奶量，但是有些以前一直吃母乳的宝宝会拒绝用奶瓶喝奶，这时新妈妈应当从用和乳头相近的仿真奶嘴开始，让宝宝慢慢适应奶瓶的感觉。

让宝宝主动点

面对拒绝用奶瓶的宝宝，应当让宝宝意识到吃奶瓶和吸吮乳房是一样的，可以用温水冲一下奶嘴，让奶嘴和人体体温相近，并在宝宝饿的时候放在宝宝嘴边，让宝宝主动去寻找奶瓶。

敏感宝宝的喂养

混合喂养的新妈妈奶水少，有些吃不饱的宝宝还会拒绝吃配方奶，这是因为宝宝比较敏感，不喜欢配方奶的味道，这时可以将宝宝抱在怀里喂奶，宝宝会更容易接受配方奶。

夜间喂母乳，奶水更充足

夜间最好是母乳喂养，这是因为夜间新妈妈得到了一定的休息，乳汁分泌量相对增多，宝宝的需乳量又相对减少，母乳喂养基本能满足宝宝的需要。但如果母乳量确实太少，宝宝吃不饱，就会缩短吃奶时间，频繁地喂奶、吃奶将会影响母子休息，这种情况就需要喂配方奶了。

减配方奶的3个信号

相信很多新妈妈都还是希望能够进行纯母乳喂养，其实混合喂养后也有可能回归纯母乳喂养，新妈妈要留心观察，如果出现以下信号，就可以尝试着适当减少配方奶了。

1 宝宝吐奶次数增多：一天吐几次奶是正常的生理现象，不过如果宝宝一天吐8次左右，甚至10次以上，就说明奶水可能增多了，可以适当减配方奶了。

2 宝宝睡得久：宝宝一般在饿的时候会醒来吃奶，而在饱餐一顿后，睡眠时间会相对增长，此时，可适当减少配方奶的喂养。

3 堵奶：混合喂养后，新妈妈的乳汁没有完全被吸出，就容易出现堵奶的情况，这时妈妈就应该尝试让宝宝多吃母乳，从而逐渐减少配方奶。

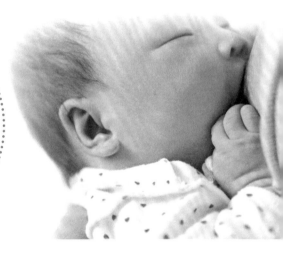

预防乳头混淆	变换喂养姿势	夜间喂母乳	夜间易呛奶	妈妈白天补眠
混合喂养的过程中，很多新妈妈怕只喝配方奶的宝宝免疫力不强，只喝母乳又怕宝宝吃不饱，为了避免宝宝乳头混淆，尽量选择跟乳头相近的奶嘴。	有些宝宝会对周围环境较敏感，也会有喜欢的喝奶姿势，比如有些宝宝不喜欢看着屋里别的地方喝奶，有些喜欢坐着喝奶，新妈妈可以变换喂奶姿势，以提高宝宝对配方奶的兴趣。	夜间也要让宝宝吸吮乳房，否则就可能使新妈妈在夜间停止分泌乳汁，从而使新妈妈的乳汁越来越少，就算奶量太少的新妈妈，也应在睡前喂一次母乳。	鼓励新妈妈在夜间给宝宝喂母乳，因为夜间母乳较充沛，但在喂奶的过程中，应当注意控制母乳流速和喂养姿势，以免呛到宝宝。	夜间喂母乳是一件非常辛苦的事情，大多数新妈妈会觉得睡眠质量下降了，每天都很疲累，其实可以和宝宝一样白天也睡，这样夜间起来就没有那么困了。

选好配方奶：在选配方奶时应根据宝宝的月龄段、宝宝体质、母乳喂养等情况选择质量好的配方奶，不盲目求贵，不盲目选择"洋奶粉"。

选择配方奶看什么：配方奶的成分大多符合宝宝的需求，选择时应着重看配方奶的颜色、闻是否有异味、观察是否有受潮情况、保质期及是否符合国家标准等信息。

妥善保存：配方奶需要妥善保存，在贮存时应当将配方奶贮存在干燥、通风、避光处，温度不宜超过 15℃。

选好奶瓶：根据奶瓶刻度进行配方奶调配比较科学，新妈妈在购买奶瓶时选择大品牌、口碑好的企业生产的，以防出现奶瓶刻度不准的情况。

为宝宝冲出好奶粉

　　婴幼儿配方奶在普通奶粉的基础上，添加了多种营养成分，如果操作不当，很容易引起营养流失，因此对操作方法要求较高。在冲调配方奶时，最好严格按照一定规范及配方奶说明中的食用方法冲调。新手爸妈可以跟着五星月嫂来一步一步学习简单冲奶粉的方法。

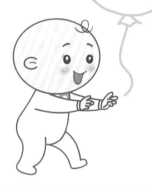

科学喂配方奶，宝宝一样可以健康成长。

冲奶粉的步骤

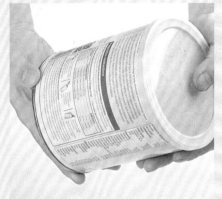

1 阅读配方奶说明书：冲配方奶前应仔细阅读说明书，查看冲调比例和相应月龄奶粉用量。

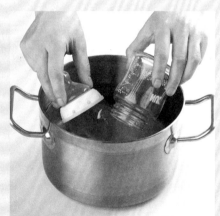

2 预热奶瓶：奶瓶先预热消毒。可以将奶瓶放入开水锅中煮沸消毒，也可用奶瓶消毒锅进行消毒。

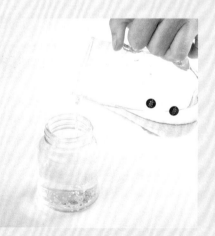

3 先放温开水：取适量温开水，水温以 40~45℃ 为宜。一定要先倒水，这样才能保证比例精确。

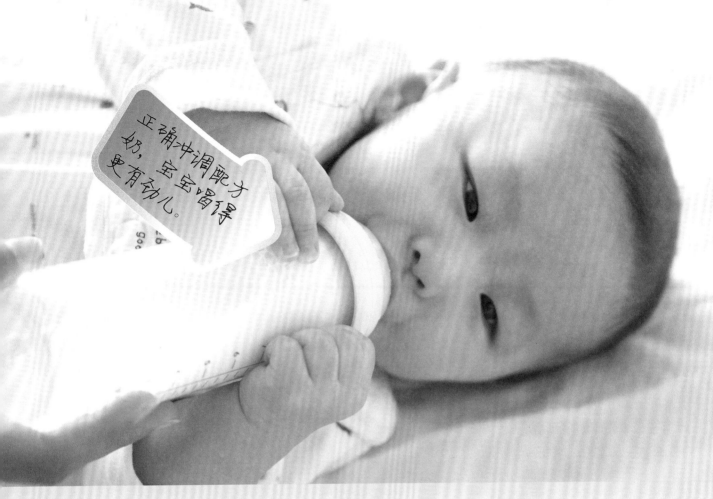

正确冲调配方
奶，宝宝喝得
更有幼儿。

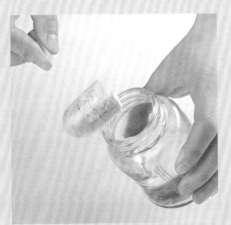

4 奶瓶中加入适量奶粉：使用量勺量取奶粉，再取一把干净的刀，用刀背把勺上的奶粉刮平。

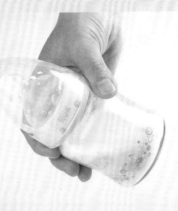

5 充分摇匀奶液：盖上瓶盖之后，充分摇匀奶液。在喂宝宝之前，先试试配方奶的温度。

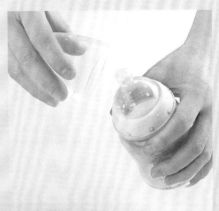

6 盖上防尘盖：如果宝宝不是立即饮用，应盖上奶瓶盖防止灰尘进入。

人工喂养不麻烦

如果新妈妈因特殊原因不能喂哺宝宝，可选用代乳品喂养宝宝。妈妈不要为不能母乳喂养感到自责，只要细心周到地做好喂养的每一个步骤，人工喂养的宝宝一样能够健康成长。

不宜母乳喂养的情况

母乳虽然很好，但是有下列情况的新妈妈为了宝宝的健康，还是不要进行母乳喂养了。

❀ 有传染性疾病。

❀ 有代谢疾病，如甲状腺功能亢进、甲状腺功能减退、糖尿病等。

❀ 肾脏隐患，如肾炎、肾病等。

❀ 心脏疾病，如先天性心脏病、风湿性心脏病等。

❀ 其他因素，如服用哺乳期禁忌药物、有急性或严重感染性疾病、红斑狼疮、进行过隆胸手术等情况。

如何选择配方奶

市场上琳琅满目的配方奶让妈妈很是纠结，不知道该选择哪一种。其实，只要是国家正规厂家生产、销售的，并且适合宝宝成长阶段的配方奶都可以选用，它们的营养成分相近，对宝宝生长发育的影响也没有多大区别。但在选用时需看清生产日期、保质期、保存方法、厂家地址、电话、调配方法等。最好选择知名品牌、销售量大的奶粉。

如果宝宝对动物蛋白有过敏反应，那么妈妈应选择全植物蛋白的婴幼儿配方奶粉。

不能母乳喂养也别着急

有的时候，由于各种原因，新妈妈不得不放弃母乳喂养宝宝，新妈妈不要为此心存内疚，尽管不能吃母乳，但还有配方奶，一样能让宝宝健康成长。如今的配方奶成分已尽量接近母乳，很多配方奶中除去了牛奶中不利于宝宝吸收利用的部分，加入各种营养成分，以便更好地满足宝宝的营养需要。

选择配方奶时要看清生产日期、保质期、保存方法、成长阶段、厂家等信息。

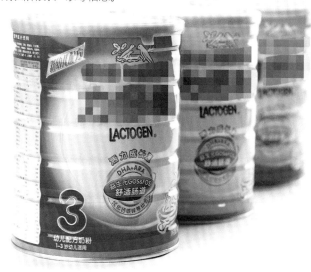

小小的奶瓶，大大的学问

可能有不少新妈妈都遇到过这样的困惑，面对着货架上各式各样大大小小的奶瓶，真不知道该买哪个。有的新妈妈一下就给宝宝准备了好几个，到宝宝长大也用不完。其实只要选择有道，就不会出现这种奶瓶堆积的情况了。下面就让五星月嫂教新妈妈们如何选择奶瓶吧。

圆形：适合0~3个月的宝宝用。这一时期，宝宝吃奶、喝水主要是靠妈妈喂，圆形奶瓶内壁平滑，里面的液体流动顺畅。母乳喂养的宝宝喝水时最好用小号奶瓶，储存母乳可用大号的。

弧形、环形：4个月以上的宝宝有了强烈的抓握东西的欲望，弧形瓶像一只小哑铃，环形瓶是一个长圆的"O"字形，它们都便于宝宝的小手握住，以满足他们自己吃奶的愿望。

带柄小奶瓶：1岁左右的宝宝可以自己抱着奶瓶吃东西了，但又往往抱不稳，这种类似练习杯的奶瓶就是专为他们准备的，两个可移动的把柄便于宝宝用小手握住，还可以根据姿势调整把柄，坐着、躺着都行。

在材质上，市场上主要分为两种——PC制和玻璃制。PC质轻，而且不易碎，适合外出时及较大的宝宝自己拿握。但经受反复消毒的"耐力"就不如玻璃制的了，玻璃奶瓶更适合在家里由家人拿着喂宝宝，并且玻璃制的奶瓶耐高温，方便清洗消毒，且瓶身较光滑，不易藏污垢。

圆形的玻璃制奶瓶适合3个月以内的宝宝。

冲奶前洗手	冲奶前要消毒	正确使用奶瓶	全方位洗奶瓶	奶嘴有寿命
在冲奶前，新妈妈应注意手部清洁，即便手并不脏，每次冲奶前也都应洗手，这样可以预防奶粉被污染。	由于配方奶等代乳品易滋生细菌，容易变质，易造成宝宝腹泻及其他健康问题，所以，在冲奶前新妈妈也要做好奶具的高温消毒工作。	用奶瓶给宝宝喂奶时，要始终保持奶瓶倾斜，以保证奶嘴里一直充满奶液，避免宝宝吸入空气。	在喂奶后清洁奶瓶时，应当细心留意清洁奶瓶的每一个部位，不仅要将奶瓶内壁清洗干净，也应注意瓶口处螺纹部分的清洁。	奶嘴的使用寿命有限，经过一段时间后，就应给宝宝换一个新的奶嘴了，一般乳胶奶嘴的更换周期为1个月左右，硅胶材质寿命较长，但2个月左右也应该更换了。

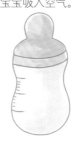

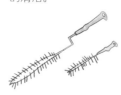

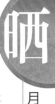

新生儿每次喝多少配方奶

新生儿每天摄入奶量与新生儿的胃容量密切相关。足月出生的新生儿胃容量在20~45毫升，平均为30毫升，但这个数字在出生第二周后会明显增加。早产儿的胃容量较足月出生的宝宝小，一般在15~20毫升。所以在给刚刚出生几天的宝宝冲调奶粉时，每次冲调40毫升左右就足够了，早产儿20毫升左右即可。

一般新生儿一天喝奶七八次，喂奶间隔大约为3小时，但这个数字并不绝对，即使是新生儿之间，个体差异也比较大。新手爸妈可根据自家宝宝吃奶时的状态稍作调整。随着宝宝的成长，新手爸妈需要不断调整冲奶量。

三步判断配方奶质量

除了挑选大品牌、口碑好的配方奶外，如何判断配方奶质量的好坏呢？下面跟随五星月嫂来检验一下你买回来的配方奶吧！

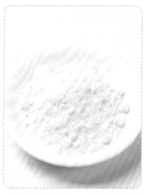 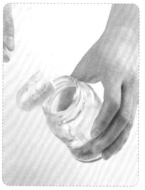 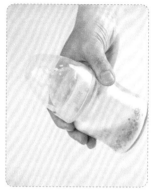

1 看粉体：舀适量奶粉放在白纸上，轻轻震摇，好的奶粉是均匀、松散、不结块、粉质细腻的。

2 看溶解度：取适量的奶粉冲调，把奶粉放入40℃水温的奶瓶中，观察溶解度，好奶粉可以很均匀地在水中溶解而不会结块。

3 倒转晃动，看沉淀：倒入奶粉后，水平或者上下轻轻摇动、晃动奶瓶，好的奶粉无沉淀、无挂壁。

晒

月嫂经验晒出来

定量喂养	过量易肥胖	奶粉浓度适当	奶中不加糖	先放水
不同于母乳喂养，人工喂养应控制宝宝的吃奶量，新妈妈应该掌握宝宝一天摄入奶水的需求量，不可无节制地喂奶。	喂养宝宝时不要过量，较长时间的过量喂养会给宝宝肾脏功能增加负荷，还会使脂肪堆积，造成宝宝肥胖等症状。	奶粉的浓度不能过浓，也不能过稀。过浓会使宝宝消化不良，大便中会带有奶瓣；过稀则会使宝宝营养不良。	有些新妈妈见宝宝总是哭闹，或是不爱吃奶，就想向配方奶中添加糖等，这是不对的，因为宝宝的消化系统还未发育成熟，添加过糖的配方奶会使宝宝消化不良、加重肾脏负担。	冲调配方奶时，一定要先倒水，这样水和奶粉的比例精准，如果先放奶粉，加水量就相对较少了，冲好的奶粉也会较浓。

1:4 全奶比例 冲泡配方奶注意冲调比例

宝宝虽然有一定的消化能力，但奶粉调配过浓会增加宝宝的消化负担，冲调过稀则会影响宝宝对营养的吸收，甚至影响宝宝的生长发育。正确的冲调比例，按重量比应是 1 份奶粉配 8 份水，但此方法不方便，按容积比例冲调比较方便，容积比应是 1 份奶粉配 4 份水。奶瓶上的刻度指的是毫升数，如将奶粉加至 50 毫升刻度，再加 200 毫升水，这种奶又称全奶。冲时最好按说明书上或奶粉包装上的指示进行操作。

奶粉了。如果宝宝不适应新的奶粉，那就暂停新奶粉的喂养。

此外，在食用奶粉之前，一定要仔细阅读说明书，不同品牌的奶粉会有不同的冲调剂量和方法，而且最好不要随意混用量勺。

选中了配方奶，请别随意更换

新生儿身体各项机能不够完善，对食物的变换较为敏感，所以不适宜频繁更换配方奶。但如果宝宝对选用的配方奶表现出了不适，如出现腹泻、严重的便秘、哭闹或者过敏状况，就应及时给宝宝换奶粉。

但是在一般情况下，最好是给宝宝吃同一品牌的奶粉。因为不同的奶粉配方不同，长期混吃势必加重宝宝胃肠消化的负担。如果一定要换，在换奶粉的初期，必须两种奶粉混合吃，无论是由一种品牌换到另一种品牌，还是由一个阶段换到另一个阶段（即使品牌相同），在这个过程中，宝宝大便正常，无消化不良、腹泻、便秘等不良反应，那就可以完全吃新的

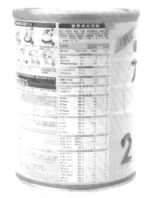

频繁更换奶粉，不利于宝宝健康发育。

不提前冲奶	外出备奶	背水温度要高	巧用温奶器	37℃最好喂
虽然奶具经过消毒，但预先冲好的配方奶还是会有被污染的风险，容易导致宝宝肠胃不适，引发肠胃炎疾病，因此最好在喂奶前给宝宝现冲。	如果新手爸妈有带宝宝外出的计划，就要考虑到给宝宝喂现冲奶的问题，应提前备好定量的配方奶和水，在途中随时给宝宝冲配。	一般宝宝不喜欢喝常温的奶，因此，新手爸妈在外出前可以用保温瓶装开水，避免水的热量散失，就不会影响宝宝喝奶了。	温奶器大多用于加热冷藏解冻后的母乳，人工喂养的妈妈也可以利用温奶器来控制冲奶粉的水的温度，让冲泡的水保温在 40℃左右，但保温的水应及时更换，避免滋生细菌。	宝宝不爱喝常温奶并不代表配方奶温度越高越好，宝宝的体温大约是 37℃，配方奶的温度控制在这个温度，宝宝的肠胃也好接受。

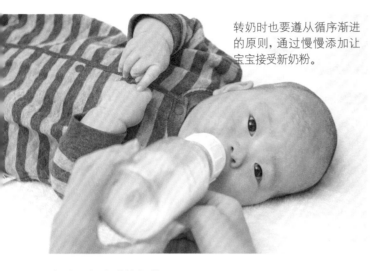

转奶时也要遵从循序渐进的原则，通过慢慢添加让宝宝接受新奶粉。

用两匙半原奶粉＋半匙新奶粉的配比方法，第 4~6 天，采用两匙原奶粉＋一匙新奶粉的配比，直到全部采用新奶粉。

在更转奶的过程中，最好密切观察宝宝的健康状况，若宝宝表现出不适，应立即停止更换。

人工喂养和母乳喂养有什么不同

人工喂养新生儿的姿势应与母乳喂养相同，要选择舒适的位置，使新妈妈的背部和腰部有支托，然后让宝宝舒适地斜躺于妈妈怀里，略微倾斜奶瓶，使奶嘴中充满冲调好的奶粉，然后，将奶嘴放于宝宝唇边，轻轻碰触宝宝嘴唇，宝宝就会用嘴裹住奶嘴，痛快地吸吮了。

应注意，在将奶嘴放入宝宝嘴中时，务必保证奶嘴中充满奶水，以免宝宝吸入空气，加重吐奶现象。

在给宝宝喂奶前，新手爸妈应确定冲调奶粉的温度是否适宜。可用奶嘴滴几滴奶液于手背处或手腕间，以不感到烫或凉为宜。

如何成功"转奶"

如果因为换阶段奶粉或宝宝不适合吃某种奶粉等原因为宝宝换奶粉，最好遵从循序渐进原则，采用半匙法，即每天在宝宝原来的奶粉中，用新奶粉替换原来的半匙奶粉。每 3 天增加半匙新奶粉量。以宝宝每餐 3 匙奶粉量为例，可以在准备换奶粉的第 1~3 天采

晒

月嫂经验晒出来

选好配方奶	不喂钙片	转奶不心急	把握转奶时机	转奶也看时间
给宝宝选择配方奶时应注意根据宝宝成长发育需求进行选择，如 4 个月内的宝宝消化系统还未完善，宜选择蛋白质较低的配方奶，一旦选好就别轻易换。	和母乳喂养不同，人工喂养的宝宝不要大量补钙，配方奶里已经含有足量的钙质，因此就不要额外给宝宝添加钙片，否则容易补钙过量，影响宝宝正常的发育。	如果配方奶不合适，要循序渐进地为宝宝转换另一种配方奶，不要过于心急，让宝宝有个适应的过程。	转奶要在宝宝身体完全健康的状态下进行，不要在宝宝感冒或打疫苗等体质较差时转奶。	尽量避免让宝宝在早上空腹的第一餐或晚上临睡觉前最后一餐给宝宝转奶，宝宝在此时消化功能较弱，容易引起消化不良，因此不要在这两个时间段转奶。

人工喂养的宝宝要定期称重

为了了解宝宝生长的情况，人工喂养的宝宝最好定期称量体重，体重增加得多，说明喂养得当；体重增加过慢，说明喂养不足。新妈妈可以在每月称体重后，把体重记录下来，方便妈妈进行比较，判断宝宝是否喂养得当，宝宝是否健康发育。

但是如何给宝宝称体重呢？这可难坏了不少新手爸妈。其实，有一个最简单的办法，那就是由新爸爸或新妈妈抱着宝宝站在普通磅秤上称体重，然后再称新爸爸或新妈妈的体重，用第一个重量减去第二个重量，并扣除宝宝的衣服、尿布等的重量，即为宝宝的体重。

吃奶粉的宝宝要补水

与母乳喂养宝宝略有区别，人工喂养新生儿需要额外补充水分。因为配方奶是由牛奶经加工并添加一些宝宝必需的营养素制作而成的，在进入体内消化吸收的过程中要有一定量的水分参与代谢。

宝宝肝脏的代谢功能和肾脏功能尚在不断完善的过程中，不及时补充水分会给宝宝的肾脏增加额外的负担，还因此容易引起大便干燥而出现便秘、口唇干燥等症状。

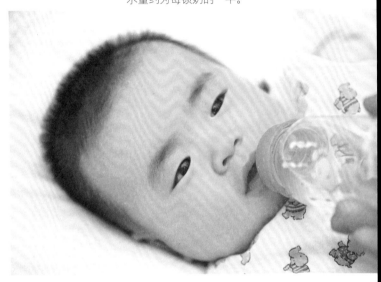

人工喂养的宝宝每天的补水量约为每顿奶的一半。

不是掺在一起	什么时候补水	睡前少喝水	绘制增重图	夜奶不过稠
从一种配方奶转到另一种配方奶时，不要混合在一起喂，因为每种奶粉配方不一样，混合可能导致部分微量元素超标准，导致宝宝腹泻或不适，加重肾脏的负担，而是应该分开调配，分次喂食。	人工喂养的宝宝需要注意补充水分，否则容易引起便秘等问题，在两顿奶之间需要补水，宝宝在大哭、洗澡之后也要补水，炎热的夏天和宝宝发生呕吐的情况更应注意补水，以免宝宝脱水。	人工喂养的宝宝在睡前喝一点儿白开水，既能起到补水的作用，也能清洁口腔，保护宝宝的牙齿，但是水不要喝多，以免影响宝宝的睡眠质量，新妈妈也会休息不好。	通过观察生长发育图来了解宝宝的体重更直观，更容易观察到宝宝的发育情况，新妈妈可以亲手制作一个宝宝体重增长图，在每月称体重后画在图上并进行比较。	宝宝在夜间喝奶的次数有些减少，两顿奶之间的间隔有所加长，不要因为担心宝宝会饿，就给宝宝沏较浓稠的奶。夜间宝宝的活动量小了，需奶量也会有所减少。

清水洗涤：奶瓶和奶嘴都是直接接触奶粉的物品，因此在清洁时不要用消毒液和洗碗液，用清水洗涤即可，避免奶瓶中有残留的化学试剂，危害到宝宝的健康。

专用洗剂：在清洗奶瓶时最好用清水洗涤，如果怕洗不干净，可以少量使用宝宝奶瓶专用的清洗剂，但也不建议频繁使用。

控制消毒时间：一般家中常用的消毒方法就是开水煮沸，但应根据材料不同控制消毒时间，玻璃奶瓶可以沸水煮10~15分钟，乳胶、硅胶材质的奶嘴不宜长时间煮，放入开水中两三分钟即可。

彻底清洗奶瓶

宝宝虽然具有一定的免疫力，但对细菌的抵抗力还是较弱的，因此要特别注意奶具的清洗和消毒。尤其是在细菌容易繁殖的夏天，妈妈和家人一定要做好清洁工作，这样才能保证宝宝喝到安全、卫生的配方奶。那么，下面就跟着五星月嫂一起细细清洗奶瓶吧。

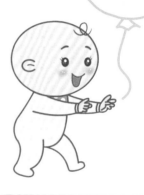

保护宝宝的健康，要从每一次清洁奶瓶开始。

清洗奶瓶的步骤

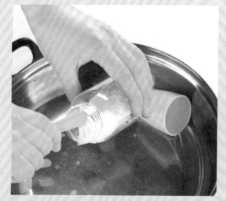

1 将奶瓶拧开，倒掉剩余的配方奶，泡入清水中，去除瓶内角落的残留配方奶，用奶瓶专用毛刷，沿奶瓶内壁顺时针方向清洁。

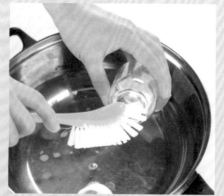

2 奶瓶口的螺纹接口处也要仔细清洗，用毛刷清洗内外两侧。另外，奶瓶的保护盖、密封圈都需要仔细清洁。

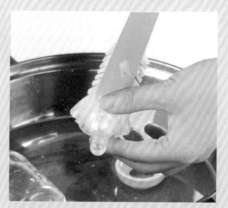

3 奶嘴较难清洗，在清洗时要将奶嘴完全取下，用毛刷清洗奶嘴内部。如果有够不着的地方，最好用小毛刷伸进去清洗。

人工喂养吃奶量标准

人工喂养需要新手爸妈根据宝宝月龄的大小来判断吃奶量的标准。

出生后前几天：此时通过每天测量宝宝的体重来计算。每天可喂奶粉100~200毫升。喂奶时要注意，因为宝宝饿得快，所以最好要3个小时左右进食一次，每天可以喂七八次。

满月之前：如果这期间，宝宝的身体素质较好，没有消化方面的疾病，就可以不用在奶里兑水了。而奶量依旧按照体重来算的话是每千克对应一天的奶量是100~150毫升，一般体重的宝宝一次消耗60~100毫升奶。

满月至2个月：这个时期的喝奶量依旧是与体重成正比的，每天还是要喂上六七顿，正常体重的宝宝一般一次消耗80~120毫升，如果宝宝胃口大，最高也不超过150毫升。

2~3个月：这一时期喂奶次数可以减少一点，五六顿即可，一般每一次消耗150~200毫升。

3~6个月：这时可以一天吃5顿，间隔为4个小时，每一次的喂奶量可划分为两个层次，3~5个月为150~200毫升；5~6个月为200~250毫升。但要注意一天的总量要低于1000毫升，每一次消耗奶量要低于250毫升。当宝宝4个

月的时候，可以尝试着在喂奶前加一些辅助性的食物。

6~9个月：这时依旧要间隔4个小时吃一顿，每顿消耗200~250毫升，但次数减少到一天三次。要循序渐进地以辅助性食物来取代奶粉。

9个月~1岁：这时候宝宝每天吃奶的次数要减少到两次，每次大约为250毫升，但间隔不变，依旧是4小时。其余的时间饿了的话也要吃辅助性食物，在两顿奶之间要喂宝宝喝点水。

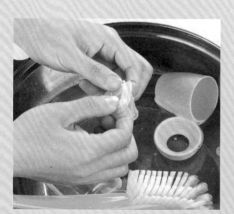

4 奶嘴下端的褶皱处是最容易藏污纳垢的地方，清洗时应用手掰开奶嘴进行检查，并清洗干净。

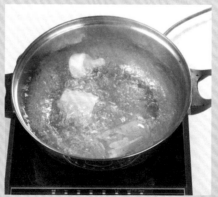

5 将奶瓶清洗干净后放入锅中煮沸消毒，但是应根据奶具的不同材质控制煮沸时间，以免损坏奶具。

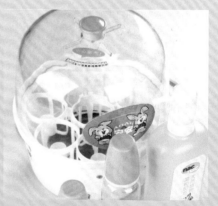

6 也有专门的奶瓶蒸汽消毒锅，在锅内加入适量清水，利用蒸汽对奶瓶消毒，优点是可达到更高的温度，能更有效地消灭细菌。

五星月嫂细数混合喂养、人工喂养常见误区

混合喂养和人工喂养在配方奶的挑选、调配上都相对麻烦一些，平时也会听说一些不太科学的经验，下面就让五星月嫂来为你扫清混合喂养、人工喂养中的误区。

⚠ 混合喂养，就不用催奶了

混合喂养的新妈妈可千万不要动摇对母乳喂养的决心，母乳喂养是最自然、最安全、最营养的哺乳方式，而且，在添加配方奶后，只要新妈妈的母乳充足起来，还是可以进行纯母乳喂养的，所以为了宝宝，应该再努力一把。

⚠ 混合喂养应先喂配方奶

有些新妈妈的母乳太少，宝宝吃得费劲，可能宝宝吃着吃着就睡着了，于是就会选择先给宝宝喂配方奶。

这样做并不妥，即使是混合喂养，也应让母乳发挥最大作用，应当先让宝宝吸吮母乳，将母乳吸空后再喂配方奶。如果先给宝宝配方奶，不仅很容易让宝宝有饱腹感，减少了他对母乳的摄入，而且还会导致宝宝产生乳头错觉，只愿意用更容易吃到奶的奶瓶，而不爱吸吮妈妈的乳头了。

⚠ 人工喂养也要按需喂养

人工喂养的宝宝比母乳喂养的宝宝更容易习惯定时喂奶，这是因为配方奶消化速度较慢，每次喂奶间隔时间较长，因此不用按需喂养。

但刚开始时，宝宝和妈妈可能会找不到平衡，仍会按需喂养，即宝宝醒来哭闹就会给宝宝喂配方奶。时间长了，找到规律，宝宝也能在固定时间找奶吃时，就可以按时间固定喂奶了，通常是每3小时喂1次，以及宝宝在半夜醒来时喂。

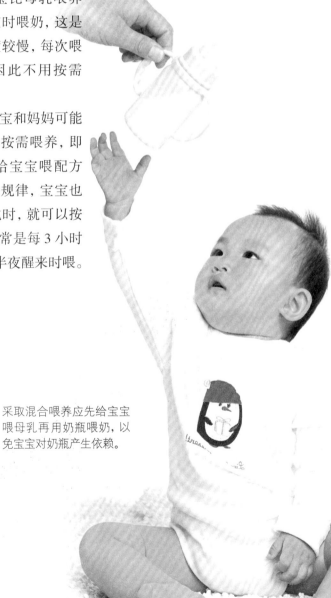

采取混合喂养应先给宝宝喂母乳再用奶瓶喂奶，以免宝宝对奶瓶产生依赖。

⚠ 配方奶越贵越好

市场上的配方奶多种多样，价格也高低不同，那么，是不是越贵就越好呢？

事实上，配方奶在营养成分上，大抵是不相上下的。新妈妈在选择配方奶时应该理性。最好选择品牌信誉度好、适合宝宝胃口的配方奶，而不能简单地认为价格高的就是好的。

⚠ 国外的奶粉一定比国内的好

现在，有许多新妈妈不放心国产奶粉的安全问题，会选择购买价格高一些的进口奶粉，但这并不意味着进口奶粉就是最好的。其实合格的国产奶粉在质量上与国外奶粉没什么差别，从营养成分上看，进口奶粉所含有的各种高科技含量物质，如花生四烯酸（AA）、DHA、核苷酸等，国内品牌配方奶也有添加。因此，选择质量过硬、口碑好的国产奶粉，再配合科学的喂养，宝宝一样可以健康成长。

⚠ 越香的配方奶越好

配方奶多是由牛奶经过营养调配制成的，多少都有一些奶香味，但并不是说配方奶越香越好，这是因为有些奶粉制造商为了使宝宝和新手爸妈对奶粉有好感，会在奶粉

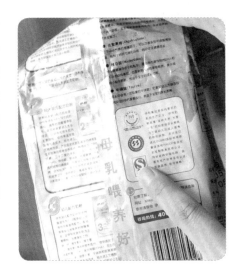

中加入芳香物质，这些芳香物质并不能为宝宝提供营养，而且还有可能对宝宝的健康不利。所以，新手爸妈在选择奶粉时，最好选择没有异味和强烈香气的品牌奶粉。

看颜色	闻气味	凭手感	看包装	注意保质期限
优质奶粉应是白色略带淡黄色，如果色深或带有焦黄色为次品。	优质奶粉打开包装后，可以闻到醇厚的乳香气，若打开包装闻到有异味，如腥味、霉味等，表示奶粉已变质，不宜给宝宝食用。	优质奶粉摸起来是松散柔软的，可以摸到奶粉非常细小的颗粒，合上包装摇起来有轻微的沙沙声，倒出所有奶粉后，包装上无黏着的奶粉。	选择优质奶粉时，除了对内部奶粉进行仔细观察外，还要看清楚奶粉包装上的产品说明及标识是否齐全，是否有厂名、厂址、出产地、生产日期、保质期、执行标准、配料、营养成分、食用方法及适用对象等项目。若说明不清，不要购买。	新手爸妈在为宝宝选择合适的配方奶时，除了要仔细观察产品说明中的营养成分、使用方法及适用对象外，还要确保奶粉是在安全食用期内。另外还要记录下奶粉开封的日期，尽量在一个月内喝完。

晒

月嫂经验晒出来

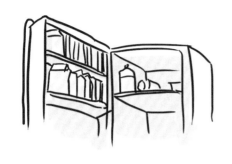

⚠ 配方奶放冰箱里储存

由于新生儿对奶粉的消耗速度较快，很多新手爸妈都习惯于多储存一些，以备不时之需。

配方奶要放到阴凉干燥的地方，食用时最好先开一包或一罐，已开封的奶粉在每次使用后，一定要盖紧或扎紧袋口，然后存放于干净、干燥、阴凉的地方，避免光照。

但是有很多新妈妈认为把奶粉放在冰箱冷藏可以长期保存，但这并不是正确的做法。冰箱是密闭低温潮湿的环境，存在内外的温度和湿度差别，使得奶粉极容易吸潮。奶粉在冰箱中长期保存时，极易受潮、结块、变质，从而影响饮用效果。而且，冰箱也不是无菌箱，里面同样有不少细菌，可以通过开罐后的缝隙来污染奶粉。

⚠ 用纯净水冲调奶粉更好

许多新妈妈担心水质不好，为了宝宝的健康，会选择用纯净水给宝宝冲奶粉。短期内用纯净水给宝宝冲奶粉，不会对宝宝健康造成影响，但是若长期如此，会造成宝宝消化不良、便秘等问题，还会阻碍宝宝对营养的吸收。给宝宝冲奶粉，最好是用烧开的自来水。烧开的自来水，经过煮沸杀菌，新妈妈是可以放心使用的。

⚠ 用"软化水"冲奶粉更利于宝宝健康

冲调奶粉的水最好是烧开晾温的自来水，但是有很多家庭因自来水"硬"，纷纷安装了硬水软化器，但最好不用这样的水为新生儿冲调奶粉，用"软化水"可能会增加配方奶中的钠含量，不利于宝宝健康。

⚠ 用冷水或沸水冲奶粉

有些新妈妈习惯用刚烧开的沸水给宝宝冲调奶粉，认为这样容易将奶粉冲开，不易结块，甚至还认为高温可以杀菌，保证宝宝的健康和安全。

实际上，给宝宝冲奶粉一定不要用沸水，因为配方奶中含有丰富的蛋白质、脂肪、碳水化合物及维生素 A、维生素 D 以及钙、铁等微量元素。水温过高，会使配方奶中的乳清蛋白产生凝块，影响宝宝的消化吸收，而且也会破坏那些遇热不稳定的维生素，特别是添加了免疫活性物质的奶粉，免疫物质的活性也会被破坏。

而用冷水冲调，虽然也能冲开，但是极易使奶粉结块，并且由于温度较低，很可能在宝宝喝完后引起宝宝肠胃不适。

因此，冲奶粉时最好用温水，冲奶前可以把水滴到腕部试温，感觉不烫，水温就是合适的。

宜用烧开的自来水
晾温后冲泡奶粉。

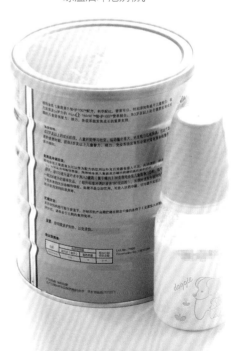

⚠ 冲好的奶粉用奶锅煮

有些老人会将冲好的配方奶放入锅中像热牛奶一样，煮沸后晾温再给宝宝喝。这是不对的，将配方奶煮沸会破坏配方奶中的蛋白质、维生素等营养物质，使配方奶的营养价值大大降低，宝宝喝这样的奶不仅得不到有效的营养，容易造成营养不良，而且会加重消化系统的负担，对宝宝健康造成威胁。

⚠ 猛摇奶瓶会加速奶粉溶解

在温水中加入奶粉后，许多新手爸妈会拿着奶瓶一阵猛摇，其实这种方式是不对的。正确的方法是呈环形摇晃奶瓶，这样可以使奶粉充分地溶化，可千万不要上下、左右猛烈摇晃奶瓶，这样会使奶瓶中产生大量的气泡和泡沫，容易让宝宝吸入过多空气，易导致吐奶、打嗝等情况。

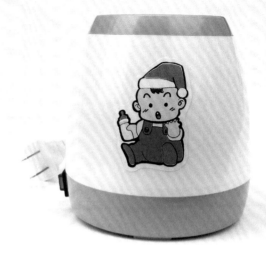

专业的温奶器可方便地加热配方奶。

⚠ 奶嘴只用一种就可以

奶嘴开孔不同，用途也不同，新妈妈可不要只认准一种奶嘴就一直使用下去，要结合宝宝的情况来变换。可以参照下面的图示，为自己的宝宝选择合适的奶嘴。但无论使用哪种类型的奶嘴，吸奶时间应控制在 10~15 分钟。

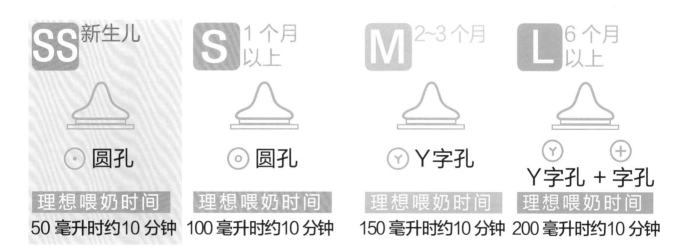

SS 新生儿	S 1个月以上	M 2~3个月	L 6个月以上
◉ 圆孔	◎ 圆孔	Ｙ Y字孔	Ｙ Y字孔 + ＋ 字孔
理想喂奶时间	理想喂奶时间	理想喂奶时间	理想喂奶时间
50 毫升时约10 分钟	100 毫升时约10 分钟	150 毫升时约10 分钟	200 毫升时约10 分钟

⚠ 宝宝吃得多才健康

很多新手爸妈在喂养宝宝的时候，会想方设法地让宝宝多吃，总怕吃配方奶营养跟不上，认为宝宝吃得越多越好，实际上应按照宝宝生长发育的需求喂养，只要宝宝能够吃饱即可。总想给宝宝加奶，容易使宝宝过胖，有可能会影响以后宝宝的动作发育，还有可能引发各种肥胖病。无论是用何种方法喂养的宝宝，都不应喂奶过量。

⚠ 人工吸奶器影响混合喂养妈妈泌乳

混合喂养的妈妈奶水本来就少，如果遇到乳头破损或者宝宝出现乳头混淆的情况，新妈妈会更容易放弃母乳喂养，这是得不偿失的决定，平时可以使用吸奶器来帮助给宝宝喂母乳，并刺激泌乳。

但是有些新妈妈听说人工吸奶器会影响泌乳，其实新妈妈确实会对使用吸奶器和宝宝直接吸吮产生不同的感受，但是身体是不能够分辨哪一个是宝宝的吸吮，哪一个是仪器的作用力，只要保持一定力度的刺激，并且定时挤奶，就不会影响母乳分泌。

⚠ 奶粉越浓越好

很多新妈妈认为，配方奶营养高，给宝宝冲调时放得越多，奶冲得越浓，宝宝摄入的营养就越丰富，就越能促进宝宝健康成长。其实不然，宝宝的消化系统尚处于发育阶段，饮用过多过浓的奶粉不仅无法给宝宝补充营养，还会造成宝宝消化不良，甚至给宝宝的肾脏造成负担。因此，在冲调奶粉时，新妈妈只要按照奶粉冲调说明上写的勺数（均指平勺奶粉），以此保证冲调浓度的精确就可以了。

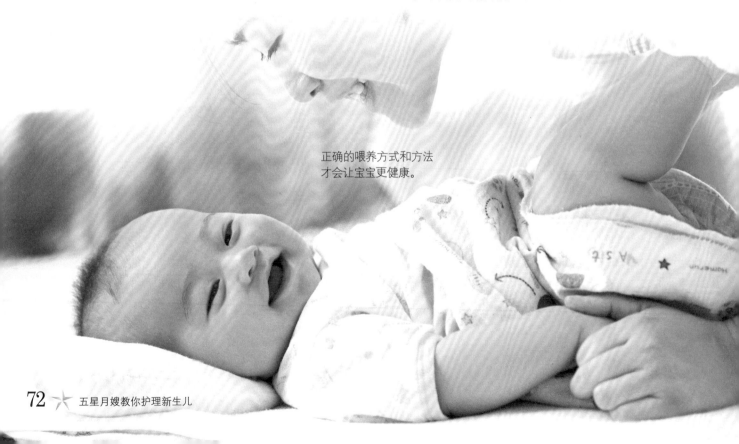

正确的喂养方式和方法
才会让宝宝更健康。

⚠ 喝配方奶容易"火气大"

喝配方奶的宝宝"火气大",许多新妈妈会这样说,她们所说的"火气大"无非是指宝宝容易出现大便干燥或者眼睛分泌物过多的现象。

人工喂养的宝宝大便干硬,且有较重的臭味,这是因为配方奶中所含蛋白质要比母乳高。如果每天补充足够的水,并帮助宝宝养成规律大便的习惯,一般不会出现便秘的情况。如果宝宝眼睛有分泌物,可能是因为护理不当引起的,不一定是喝配方奶的缘故。

⚠ 宝宝需要大量饮水

虽然配方奶中的高蛋白质会让宝宝有一些类似"上火"的表现,每天需要补充一些水分,但并不是说需要大量喝水,因为宝宝还在喝含大量水分的配方奶,一般不会缺水,只要宝宝的排泄正常,不便秘、不干硬,妈妈就不用担心,一般混合喂养的宝宝在喂配方奶后需适量补充水分,每天一两次即可,人工喂养的宝宝喂水的次数可以有所增加,但也不要太多,否则会加重宝宝肾脏的负担,反而不利于宝宝的健康。

⚠ 人工喂养宝宝喝水量固定

随着宝宝月龄的增加,宝宝的饮水量也有所增加,新生儿初次尝试喂10毫升温白开水就可以了,喂水后观察一下有没有影响到下次宝宝的奶量,如果没有影响,说明喂给宝宝的水量是适宜的。

宝宝满月后,饮水量可增加到50毫升左右,3个月左右可逐渐增加到70毫升上下。另外,夜间最好不要喂水,以免影响宝宝的睡眠。

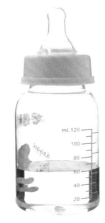

人工喂养宝宝的饮水量要根据月龄适量增加。

喝水有助代谢	喝多少水有讲究	适当增加饮水	最好不喝果汁	不能喝糖水
配方奶在消化吸收的过程中要有一定量的水分参与代谢,并经过肝脏代谢和肾脏的浓缩稀释,最终部分从大便和小便中排出体外。因此人工喂养的宝宝在喝完配方奶后要适量喝水。	出生1周30毫升;2周45毫升;1个月50~60毫升;3个月60~75毫升;4个月70~80毫升;6个月80~100毫升;8~12个月100~120毫升。	夏天应适当增加宝宝的饮水量。感冒、发热及呕吐或腹泻脱水时更应频繁饮水。	果汁对于6个月以下的宝宝没有任何营养益处,还会导致宝宝牙齿发育不良,因此只给宝宝喝白开水即可。	研究发现,宝宝喂糖水后,往往不愿频繁吸吮母乳,不但影响母乳的摄入,还会使宝宝得不到足够的营养,影响生长发育。

晒

月嫂经验晒出来

辅食添加那些事儿

添加辅食不是断奶
✿ 从米粉、米汤、菜水开始慢慢添加辅食。
✿ 果水较甜，喂宝宝前需要加些白开水。
✿ 添加辅食后，也不要断母乳。

从流质食物开始
✿ 辅食需要从喂宝宝喝菜水、果水开始。
✿ 新生儿阶段，可以先给宝宝尝试菜水、果水，不要给宝宝喝浓稠的蔬菜汁、果汁。
✿ 辅食由稀转稠应当循序渐进，不要过早给宝宝添加果泥、菜泥，应在宝宝月龄渐大后，根据宝宝的反应再做添加。

辅食适量加
✿ 辅食不要多吃，还应以喂母乳、配方奶为主。
✿ 即使宝宝接受辅食很顺利，也不要盲目向较浓稠的辅食过渡，应该根据宝宝肠胃的发育来决定。

添加果水、菜水有禁忌
✿ 辅食口味要清淡，可以选择一些色彩鲜艳的水果做果水，以便引起宝宝的食欲。
✿ 宝宝对一种蔬菜或水果适应良好后，再给宝宝尝试另一种菜水或果水。
✿ 即便是稀释过的酸奶也不要给宝宝吃。
✿ 不要给宝宝吃大人的食物。

坚持喂母乳
✿ 母乳可以给宝宝提供钙质、铁质，有条件的妈妈不要放弃母乳喂养。

辅食添加，
是宝宝健康发育的基础！

宝宝的健康成长，需要大量且丰富的营养素，所以应该给宝宝适时、适量添加辅食。

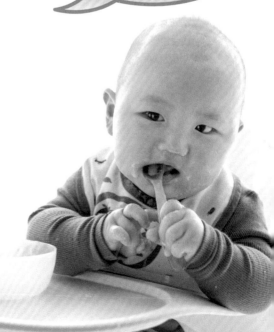

月嫂汇总：辅食速查小词典

根据宝宝的需要，到 4 个月或 6 个月时，除了喂母乳或配方奶外，还应给予宝宝一些流质、半流质、固体食物，也就是辅食。一般包括果水、汤汁、泥糊状食品以及其他的自制食品。

辅食

宝宝会出现不像以前那样专注吃奶的情况，很容易因外界干扰而停止吃奶，这一时期被称为厌奶期，一般宝宝活力很好，不会有健康问题，妈妈可尝试添加辅食，但应仍以喂奶为主。

厌奶期

菜水是选用新鲜的蔬菜做原料，经过切碎、煮烂过程，最终只取菜汁给宝宝喝。菜水富含多种维生素，也较易被宝宝吸收，是辅食添加初期的食物。

菜水

果水是把新鲜水果切碎、煮烂后，滤取的汁液。易过敏宝宝可以喝煮过的果水，宝宝稍大后可直接喝现榨的果汁，不过最好加等量的水稀释。

果水

果蔬泥是新鲜水果或蔬菜打碎做成的泥状流体，相较于果水和菜水，更多地保留了营养素，但相对不易消化，因此不要过早给宝宝添加，等宝宝 6~8 个月时再尝试。

果蔬泥

婴儿米粉是以大米为主要原料，以蔬菜、水果、肉类等选择性配料，加入钙、磷、铁等矿物质及维生素等加工制成的婴幼儿补充食品。

婴儿米粉

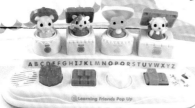

添加辅食的时间与原则

让宝宝尝尝母乳及配方奶以外的食物——辅食，可以丰富宝宝摄入的营养，更好地给宝宝补充营养，下面就告诉新妈妈什么时候该给宝宝添加辅食，辅食添加的原则有哪些。

宝宝要吃辅食的 6 个可爱小信号

按照平时的作息时间给宝宝喂奶，但宝宝饿得很快。

宝宝有些厌奶了。

大人吃饭时，宝宝会盯着大人夹菜、吃饭的动作，甚至会伸手抓，放进嘴里。

宝宝可以在大人的扶持下，保持坐姿。

用小匙喂食物的时候，宝宝的舌头不再将食物顶出来。

宝宝的体重比出生时体重增加 1 倍，或达到 6 千克以上。

如果宝宝出现了这些"小信号"，就是宝宝在说："我要吃辅食！"。

添加辅食不等于断奶

不要把辅食称为"断奶食物"，并将母乳取而代之，1 岁之前，母乳或配方奶仍然是宝宝最主要的食物。添加辅食初期的目的是刺激宝宝吃乳类以外食物的欲望，为真正的辅食添加做好准备。

人工喂养宝宝满 4 个月可尝试吃辅食

4 个月的宝宝继续提倡母乳喂养，但是对于人工喂养的宝宝来说，有些配方奶已经不能完全满足他的生长所需了，宝宝体内的营养素会相对缺乏，如果此时宝宝有了一些添加辅食的"小信号"，妈妈就可以给宝宝尝尝母乳或配方奶以外的食物了，可以先从补充水分的菜水、果水开始，逐渐、适量地增加谷物类和富含钙铁的食物。

纯母乳喂养宝宝 6 个月添辅食

世界卫生组织的最新婴儿喂养报告提倡：前 6 个月纯母乳喂养，6 个月以后在母乳喂养的基础上添加辅食。

这样做的好处是将宝宝感染肺炎、肠胃炎等的概率降低；同时，纯母乳喂养时间比较久，新妈妈的月经来得比较迟，对产后身材恢复很有利。

晒

月嫂经验晒出来

不盲目加辅食

虽然人工喂养的宝宝 4 个月可以添加辅食，纯母乳喂养的宝宝也可在 6 个月添加辅食，但也应以宝宝身体发育情况为准，添加辅食时观察宝宝是否能够消化、吸收。

不勉强

最开始添加的辅食，如菜水、果水、婴儿米粉等不要调得太稠、太浓，宝宝会不喜欢，但如果经过稀释的辅食宝宝还是不喜欢吃，就不要勉强，换一种口味再尝试。

要耐心

有的宝宝一开始会拒绝辅食，不要强迫宝宝进食，不妨过一两天再尝试，可能经过多次甚至十几次的尝试，宝宝才接受新的食物和味道，因此妈妈一定要有耐心。

肉类添加时间

肉类添加时间较晚，在宝宝八九个月的时候再做添加，其中鱼肉、鸡肉等白肉要早于牛肉、羊肉、猪肉等红肉，从肉泥开始，慢慢过渡到肉末。

1 小勺 初尝辅食，不要多喂

初次给宝宝添加辅食，可以从菜水、果水开始添加，并且，因为宝宝的肠胃还不能很好地接受母乳及配方奶以外的食物，在给宝宝初次添加时，要记住只是让宝宝尝试接受菜水、果水，不要强迫宝宝进食，也不要多喂，一般喂一两勺即可。另外，妈妈还要注意观察宝宝的大便情况，如果出现腹泻，一定要立即停止喂食。

辅食添加基本原则

适龄添加：过早、过晚添加辅食对宝宝的成长都没有好处，在4~6个月时，妈妈就要注意观察宝宝是否应该添加辅食了。

一种到多种：开始只能给宝宝吃一种合适、低敏的辅食，尝试7天后，如果宝宝反应良好，可再尝试另一种。

从稀到稠：从添加流质食物逐渐转为半流质食物，最后发展到固体食物。

从细到粗：一开始辅食要处理得细小，在宝宝快长牙或正在长牙时，辅食的大小逐渐增大，以锻炼宝宝的咀嚼能力。

从少到多：每次给宝宝添加新辅食时，一天只喂一次，添加量也不要大，观察宝宝的反应和大便情况，宝宝适应后再逐渐增加。

新鲜、味美：辅食不仅要注重营养，还要重视口味鲜美，否则不仅宝宝不接受辅食，还会影响宝宝的味觉发育。

若不适立即停止：如果在吃一种辅食后，宝宝出现呕吐、腹泻等不适症状，应立即停止喂此食物，等宝宝恢复正常后再少量添加。

不断奶

添加辅食后，就把母乳断掉，宝宝很难消化吸收辅食的营养成分，易导致少食、腹泻、过敏情况的发生。

可能会厌奶

有的宝宝在添加辅食后不爱吃奶，觉得辅食更有吸引力，遇到这种情况时，可以在宝宝饥饿时先喂奶再喂辅食，这有助于安抚宝宝的情绪，也能保证宝宝的营养。

喂奶不过量

对于因为吃辅食厌奶的宝宝，辅食前喂奶是个好方法，但是应注意控制喂奶量，最好不要超过50毫升，以免喝奶后吃不下辅食，剩下的奶在吃完辅食后再喂。

必要时减辅食

母乳和配方奶仍是宝宝的主食，如果宝宝厌奶情况严重，妈妈可以考虑减少喂辅食的量，在宝宝感到饿时就喂母乳或配方奶。

宝宝辅食以接近母乳、配方奶为宜

给宝宝添加辅食可不是那么容易的一件事，其中有很多需要注意的事项，辅食添加初期以接近母乳、配方奶的果水、菜水为宜。

别给宝宝尝成人食物

宝宝的味蕾比成人敏感很多，即使不添加任何调味料，他们都能细分出各种食物的天然味道。所以，不要给1岁内的宝宝品尝任何成人的食物。

一旦给宝宝尝了成人的食物，哪怕只是一小口，都会刺激宝宝的味觉。如果他喜欢上成人食物的味道，那么就会很难再接受辅食的味道，容易出现喂养困难的问题。

盐、糖、蜂蜜，宝宝都别碰

有些家长在给宝宝做辅食时，习惯加点盐、糖，以为这样宝宝会更爱吃，这是错误的。

宝宝的辅食本就不应多添加，更不能加盐、糖等调味料，宝宝宜进食蔬果这类味道清淡食物制作的菜水、果水，不要将调味料加入到辅食中，而且也要注意在制作前彻底清洗蔬果。

蜂蜜在制作过程中容易受到细菌的污染，宝宝的抗病能力差，食用蜂蜜非常容易引起肉毒杆菌性食物中毒。因此1岁内的宝宝都最好别碰蜂蜜。

别盲目崇拜鸡蛋黄

鸡蛋营养丰富，能提供蛋白质、卵磷脂等对宝宝有益的营养，但妈妈可不要过早将鸡蛋作为宝宝的辅食，否则容易导致宝宝消化不良，甚至引起过敏的情况。

建议在宝宝满7个月时开始添加蛋黄，从1/8个蛋黄开始添加，然后逐渐过渡到1/4个、1/2个直到一整个。宝宝在满1岁后可以吃全蛋。

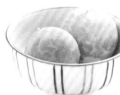

晒

月嫂经验晒出来

◎

市售辅食方便

市售辅食最大的优点是方便，无需费时制作，而且花样繁多，有多种口味。市售辅食营养全面且易于吸收，能充分满足宝宝的营养需求。

买辅食看包装

买市售辅食时应看包装上的标志是否齐全，外包装上必须标明厂名、厂址、生产日期、保质期、执行标准、商标、净含量、配料表、营养成分表及食用方法等项目。

辅食看口味

原味和单一口味的市售辅食，不容易引起宝宝肠胃过敏，是多种营养素的良好载体，是辅食添加初期的最佳选择。

稀稠应适当

妈妈给宝宝买市售辅食应看清标明的月龄段，根据月龄段进行喂养在营养上没有问题，但应注意辅食的稀稠度，如果市售辅食浓稠，妈妈就应进行稀释。

不过早吃全蛋

鸡蛋中的蛋白可能会导致宝宝患生物素缺乏症及消化不良、腹泻、皮疹。因此，建议宝宝满1岁时再开始吃全蛋。

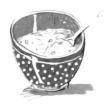

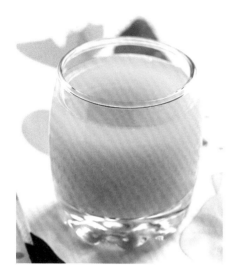

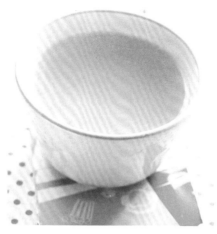

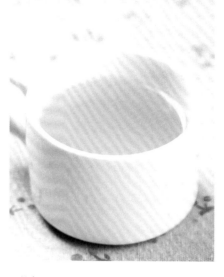

青菜水

原料：青菜 20 克。

做法：❶ 将青菜彻底择洗干净，沥水，切碎末。❷ 锅内加入适量水，上火煮沸后放入青菜碎末，煮 1 分钟后关火。❸ 用汤勺挤压青菜碎末，使菜汁流出，取菜水上面一层即可。

功效：少量给宝宝喝青菜水，能促进肠道蠕动，尤其适宜喂配方奶的宝宝喝。

米汤

原料：大米 50 克。

做法：❶ 将大米洗净，用水浸泡 1 小时后放入锅中，加入适量水，小火煮至水减半时关火。❷ 用汤勺舀取上层的米汤，晾至微温即可。

功效：米汤汤味香甜，含有丰富的蛋白质、碳水化合物及维生素等营养成分，是宝宝最易接受和消化的食物。

梨汁

原料：梨半个。

做法：❶ 将梨洗净去皮、核，切成小块。❷ 将梨块放入榨汁机中，加入约 4 倍的温开水榨成汁，过滤出汁液即可。

功效：梨汁有生津润燥、清热化痰、润肠通便的功效，适合喝配方奶的宝宝在干燥的秋季饮用。

不舒服就不吃

宝宝不爱吃辅食有可能是因为心情不好或身体不舒服，或者已经喝惯了母乳，如果强迫进食，宝宝就会表现出抗拒接受辅食，反而会更加依恋妈妈的母乳。

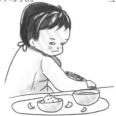

安抚宝宝

有些心情不好的宝宝见到辅食会脾气暴躁，这时妈妈不要强迫宝宝继续进食，给宝宝一个安抚的拥抱，拍拍宝宝的背，跟宝宝说说话，等宝宝平静下来再做尝试。

进食要愉快

给宝宝喂辅食时，首先要营造一个快乐和谐的进食环境，最好选在宝宝心情愉快和清醒的时候喂食，宝宝表示不愿吃时，千万不可强迫宝宝进食。

跟家人一起吃

跟家人一起吃可以帮助不爱吃辅食的宝宝增加对食物的兴趣，让宝宝爱上吃饭，另外，跟家人坐在一起吃还有助于帮助宝宝建立良好的饮食习惯。

训练咀嚼能力

咀嚼并不是宝宝天生的，需要后天的训练。在宝宝还没有萌出磨牙的时候，吃一些泥状、颗粒状食物有利于训练宝宝的咀嚼能力。

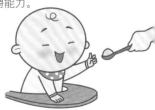

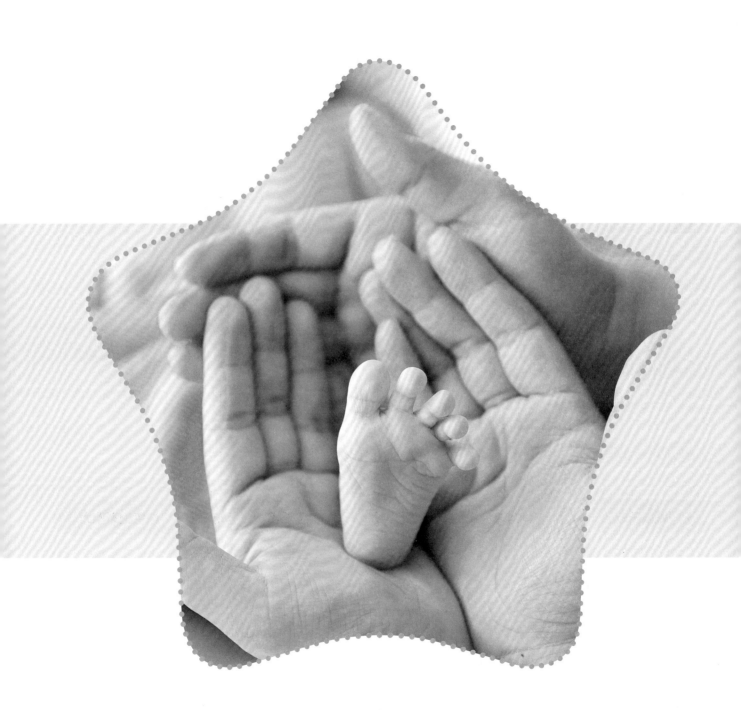

Part2

五星月嫂说新生儿护理

　　小小软软的宝宝来到了爸爸妈妈的身边，带来了爱和温暖，但同时也需要爸爸妈妈的护理和关爱，吃喝拉撒睡都要由爸爸妈妈来料理。把宝宝照顾得舒舒服服，他才能健康快乐地成长，看到他一天天长大，你们会觉得自己的付出是非常值得的。

护理宝宝，一学就会

头部护理

✿ 保持宝宝头皮清洁，及时清理头垢。

✿ 不盲目剃头，避免引起头皮破损。

✿ 囟门小心护理，避免硬物碰触。

✿ 护理前要洗手。

✿ 清洁五官注意清洁力度，以免造成宝宝损伤。

身体护理

✿ 每天进行脐带清洁，时刻留意是否有感染情况。

✿ 脐带护理要轻柔，不私自去除未脱落的脐带。

✿ 勤剪指甲也是在保护宝宝的皮肤。

✿ 不要盲目轻信"老理儿"，做一些错误的护理行为，如给宝宝绑腿、挤乳汁等。

✿ 给宝宝做抚触，是一种爱的互动，可增强和宝宝之间的信任感。

✿ 关注体温变化，随时观察宝宝是否健康。

洗澡要轻柔

✿ 洗澡要做好准备，才能从容、安全地给宝宝做好清洁。

✿ 皮肤褶皱部位也要清洗，避免因清洗不到位引起皮肤感染。

✿ 洗澡时间不可过长，10分钟左右最合适。

宝宝护理，
从爱出发！

给宝宝做清洁、护理是很琐碎的一件事，但只要从爱出发，正确、科学地进行护理，宝宝的健康成长就不难实现。

月嫂汇总：新生儿护理速查小词典

新生儿头上有两个软软的部位，会随着呼吸一起一伏，这就是囟门。囟门分前囟门和后囟门，后囟门位于脑后，在宝宝出生后6~8周完全闭合，前囟门位于头顶，在宝宝1岁左右闭合。

囟门

抚触是通过对宝宝的皮肤和身体各个部位进行有次序、有技巧的抚摩，刺激宝宝的中枢神经和淋巴系统，从而增强宝宝的抵抗力，提高四肢的协调能力，改善呼吸、循环功能，缓解肠胀气和便秘。

抚触

刚生下来的新生儿皮肤上有一层白色的油腻的东西，医学上称为"胎脂"。这一层厚厚的胎脂一般在出生后一两天内会自行吸收，能起到保护皮肤的作用，所以不必刻意擦掉。

胎脂

内八脚和罗圈腿是由于子宫内空间有限，胎宝宝是以双腿交叉蜷曲，臀部和膝盖拉伸的姿势成长的，因此他的腿、脚向内弯曲。出生后，随着宝宝的运动量增加，宝宝的腿和脚就会慢慢变直。

内八脚和罗圈腿

爽身粉除了能吸收汗液、滑爽皮肤外，还可减少痱子的发生。夏季沐浴或理发后，扑散在宝宝的身上或头部，能给宝宝以舒适芳香的感觉。

爽身粉

婴儿油为无色或浅色油状液体，性质温和，刺激性小，具有滋润皮肤、溶解油性污垢的作用，主要用于清洁宝宝皮肤，使用时用棉花蘸油轻擦即可。

婴儿油

护理，从"头"开始

宝宝的头比较大，每个宝宝头发的多少不一定。但宝宝头部奇怪的形状，通常是由于分娩过程中的压迫造成的，一般两周后头部的形状就会变得正常了。

头垢

宝宝皮脂腺分泌旺盛，脑部皮脂腺的分泌物、脱落的上皮细胞、空气中的尘埃就会结合而成像凝脂一样的头垢。特别是前囟的位置，平时不敢用力清洗的部位，更容易积聚。

新手爸妈为了宝宝的健康，还是要尽力学会清理头垢的办法。新手爸妈可以将婴儿油涂抹在有头垢的部位，待痂皮软化，再用温和的婴儿洗发露彻底清洁。有的宝宝头顶有一层很厚的黑痂，可以在长痂的部位擦点香油或豆油，用油润一润，就容易把痂皮洗去，洗完后要立即把头发擦干，以免宝宝着凉。

头发

有的宝宝生下来就拥有乌黑浓密的头发，而有的宝宝可能在1岁之前头发都很稀少，甚至没有头发。这个新妈妈也不必着急，因为个人体质的不同，宝宝的头发稀少也属于正常现象。只要以后注意保护和清洁宝宝的头皮和头发就行，另外多晒晒太阳，适当地补钙，都有利于宝宝头发的生长。千万不要把宝宝秃头当作疾病来治疗，这样不但于事无补，还会使宝宝受很多无端的委屈。

另外，在清理宝宝的头发时，也应注意水温以贴近人体温度，即37℃左右为宜，还可用手指肚轻轻按摩宝宝的头皮。

晒

月嫂经验晒出来 ◎

可用洗发露

给宝宝洗头时可使用宝宝专用的洗发露，能较好地去除污物，但是如果没有必要就尽量别用，更不能用成人的洗发露或者香皂，以免刺激宝宝头皮诱发湿疹。

不强压囟门

囟门处如有头垢，在清洁时不要大力压擦囟门，先用婴儿油浸软头垢，再用棉签轻轻擦掉就可以了。

囟门观察疾病

如果囟门过度饱满或隆起，表示宝宝可能患颅内高压疾病，如果囟门过度凹陷，可能是进食不足或长期腹泻、呕吐造成的脱水情况，一旦发现应及时就医。

鼻堵塞要清理

如果宝宝的鼻子被过多的鼻涕堵塞，宝宝呼吸会变得很难受，这时可以用吸鼻器把鼻涕清理干净。

早晚都洗脸

一般早晚都要给宝宝各洗一次脸，夏天出汗较多，可以适当增加洗脸次数。

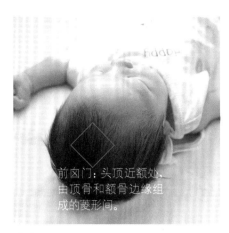

前囟门：头顶近额处，由顶骨和额骨边缘组成的菱形间。

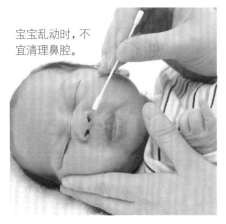

宝宝乱动时，不宜清理鼻腔。

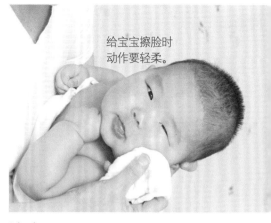

给宝宝擦脸时动作要轻柔。

囟门

刚出生的宝宝头上有两个软软的部位，会随着呼吸一起一伏，这就是囟门，是宝宝最娇嫩的地方，也是脑颅的"窗户"。后部的囟门在6~8周完全闭合，而前囟门也会在1岁左右闭合。前囟门的大小有个体差异。但如果出生时，宝宝的囟门大于3厘米，或者小于1厘米，则要引起重视，因为前囟门过大常见于佝偻病、脑积水、呆小症等，过小则常见于小头畸形。

囟门是一个很娇弱的地方，很多新手爸妈不敢随意碰，但囟门是需要定期清洗的，否则容易堆积污垢，引起宝宝头皮感染，引发脑膜炎等问题。囟门处不宜使劲擦拭，轻轻带过即可。也应注意家中家具，避免尖锐硬角弄伤宝宝的头部。如果宝宝不慎擦破了头皮，应立即用酒精棉球消毒以防感染。

鼻腔

一两个月大的宝宝鼻涕分泌得较多，由于鼻孔较小，往往造成鼻塞。鼻垢或鼻涕堵塞鼻孔会影响到宝宝吃奶或呼吸，妈妈应及时进行处理，处理时，应将宝宝的头抱稳，用婴儿专用的棉签轻轻塞进宝宝的鼻孔并旋转，将鼻垢掏出，但要注意在操作时要轻柔，棉签也不应伸入过多。

要注意的是，如果宝宝的鼻垢过硬不好清理，可以先让宝宝仰卧，然后用棉签往宝宝的鼻腔里滴1滴生理盐水（如果没有，可以用橄榄油或清水代替），稍等一两分钟待鼻垢软化后再用干棉签旋转着将鼻垢带出。如果在清理时，宝宝不配合，总是乱动，可以先停止，等宝宝安静下来再进行，以免伤害到宝宝脆弱的鼻腔。

洗脸

新生儿的脸部皮肤十分娇嫩，皮下毛细血管丰富，脸颊部有较厚的脂肪垫，看起来特别红润、饱满、有光泽。但新生儿的免疫功能不完善，若不注意清洁，皮肤有破损，就很容易引发感染。因此给宝宝洗脸时，动作要轻柔缓慢，切莫擦伤了宝宝娇嫩的肌肤。

每天都要给宝宝洗脸，宝宝要有专用的小脸盆和洗脸毛巾，洗脸用水最好是经过煮开的水，等降到适宜温度后再给宝宝洗脸。

给宝宝洗脸也有顺序，先清洁眼部，然后是鼻外侧和眼内侧皮肤，接着是耳朵后面及耳郭内外皮肤，最后是口鼻周围、脸颊和额前皮肤。每擦一个部位之后，都要重新清洗毛巾，以防交叉感染。

口腔

宝宝的口腔黏膜比较柔嫩，因为长期吃奶，如果奶渍没有清理掉，就会产生细菌。宝宝吃完奶后，妈妈可以让宝宝喝几口温水，冲洗下口腔。对一些特殊现象，也不用过于担心，要明白是什么原因引起的。

"马牙"

宝宝出生3~5天后，口腔内牙床上或硬腭两旁有像粟米或米粒大小的球状黄白色颗粒，数目不一，看起来像刚刚萌出的牙齿，有的就像小马驹口中的小牙齿，所以人们把这种现象称为"马牙"或"板牙"。

宝宝之所以出现"马牙"，是因为胚胎发育6周时，口腔黏膜上皮细胞开始增厚形成牙板，是牙齿发育最原始的组织。在牙板上细胞继续增生，每隔一段距离形成一个牙蕾并发育成牙胚，以便将来能够形成牙齿。当牙胚发育到一定阶段时，就会破碎断裂并被推到牙床的表面，这属于正常生理现象，不需要医治。一般在出生后数周至数月会自行消失，不可胡乱用针去挑或用毛巾去擦，以防引起感染。

"螳螂嘴"

在新生儿口腔两边颊黏膜处有较明显地鼓起如药丸大小的东西，被称为"螳螂嘴"，其实它是颊黏膜下的脂肪垫。这层脂肪垫是每个正常新生儿所具有的，它不仅不会妨碍新生儿吸奶，反而有助于新生儿吸吮，属于新生儿的正常生理现象。千万不能用针挑或用粗布擦拭。

因为在新生儿时期，唾液腺的功能尚未发育成熟，且口腔黏膜极为柔嫩，比较干燥，易破损，加之口腔黏膜血管丰富，所以细菌极易由损伤的黏膜处侵入，发生感染。轻者局部出血或发生口腔炎，重者可引起败血症，危及新生儿的生命。

一般的新生儿护理只需喂奶后擦净口唇、嘴角、颌下的奶渍，保持皮肤黏膜干净清爽即可。新生儿的口腔黏膜又薄又嫩，不要试图用力擦拭它。要保持新生儿口腔的清洁，可以在给他喂奶之后再喂些白开水，也可以用纱布蘸温水，拧干后套在手指上，伸入新生儿口腔将新生儿嘴里的奶渣清理干净。

鹅口疮

如果发现新生儿的口腔黏膜有白色奶样物，喝温水也冲不下去，而且用棉签轻轻擦拭也不易脱落，并有点充血的时候，则可能是念珠菌感染了，也就是鹅口疮。健康的宝宝一般情况下15~30天自己就会好。如果是因为使用抗生素不当造成口腔内菌群失调而导致发病的，这时就需要消毒新生儿的奶嘴和奶瓶，而且需要请教医生了。

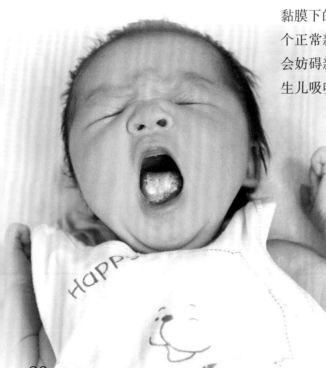

宝宝舌头上面呈白色的物质大多是奶渍，不用刻意处理。

耳朵

宝宝耳朵中会分泌耳垢，耳垢的作用是阻止异物侵入耳朵，保护耳道和鼓膜，不需要频繁清理。如果耳垢过多，容易凝结成硬块，堵塞耳道，影响宝宝的听力，还可能遇水膨胀引发炎症，因此，妈妈还是要根据情况给宝宝清理耳垢。

一般耳垢会自行移动到外耳道，妈妈在清理耳垢时，不要挖得太深，避免损害宝宝的鼓膜，而且也不可太过用力，避免引起宝宝耳道发炎。在洗澡后，如果宝宝的耳朵及耳道外部有少量的水，可用宝宝的专用毛巾轻轻擦拭耳朵，用专用的棉签擦干耳道水分。

眼睛

刚出生的宝宝，由于在产道中受过挤压，所以眼睑会有些水肿，一般两三天后就会消失。新生儿早期眼球尚未固定，看起来有点"斗鸡眼"，而且眼部的肌肉调节不良，常有短暂性斜视，属于正常生理现象。如果3个月后宝宝仍旧斜视，应及时带他去医院就诊。

宝宝在睡醒时会慢慢睁开双眼，漫无目的地环视周围，他能看见离眼20~30厘米远的鲜艳物体，有物品靠近眼睛时也会眨眼。

宝宝的眼睛很脆弱也很稚嫩，对待宝宝的眼睛一定要谨慎。如果宝宝刚睡醒，眼睛上有眼屎，可以用纱布蘸温水轻轻地擦拭。千万不可用手指或手指甲直接擦。如果眼睑上有硬皮，或者眼睛的分泌物总是屡擦不净，则要看是不是结膜炎，必要时需要带宝宝去看医生。如果需要滴眼药水，记得滴在宝宝内侧的眼角处。记得每次给宝宝清洁眼睛前和清洁后，要及时洗手，以防病菌感染眼睛或其他部位。

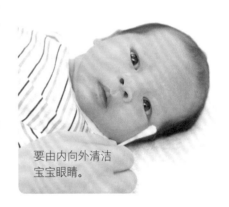

要由内向外清洁宝宝眼睛。

不擦拭口腔	用点拭清口腔	由内向外	光线充足	不超 1 厘米
宝宝的口腔黏膜又薄又嫩，妈妈不要尝试去擦拭宝宝的口腔。如果要进行口腔的清洁，可以在给他喂奶之后再喂些白开水。	如果口腔内有脏物，可以用洁净的消毒棉球轻轻点拭，不要摩擦宝宝的口腔。	在清洁眼睛时，妈妈用湿棉签从眼睛的内侧向外侧轻轻擦拭，避免来回涂抹。	在清洗宝宝的耳朵和鼻腔时，应到光亮的地方，或者使用手电筒照明，看清楚后再进行清理。	用棉签给宝宝清理耳朵时，不要将棉签伸入宝宝耳朵过多，以不超过1厘米为宜。

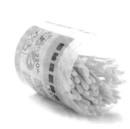

切忌用手抠：在给宝宝进行日常护理时，妈妈应记住不要用手抠或用硬毛巾使劲擦拭宝宝的眼睛和耳朵，避免损伤宝宝娇嫩的皮肤。

不与大人混用毛巾：要给宝宝用单独的毛巾、洗脸盆等，并且与家里其他人的要隔离开，还要定时清洗。

每侧清洁用具要更换：清理一侧眼睛或耳朵后，要更换干净的棉签再继续清理另一侧，棉布也要清洗一遍再用。

清洁后洗手：给宝宝做完一项清洁后，需要清洁手部后再抱宝宝或清洁其他部位，避免交叉感染。

图解眼睛、耳朵清洁

　　眼睛和耳朵是宝宝认识世界的重要器官，而且在刚出生不久，眼睛和耳朵都是非常娇嫩的，新手爸妈在护理的时候往往无从下手，总怕用力大了伤害到宝宝，下面就让五星月嫂来一一为你图解护理方法吧。

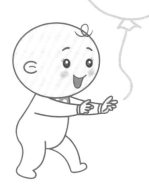

宝宝的眼睛和耳朵要保持干爽洁净，妈妈在清洗后一定要擦干水分。

眼睛护理

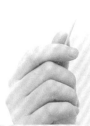

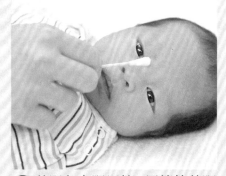

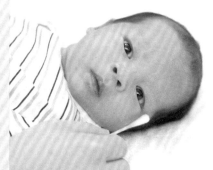

1 浸湿棉签：先用流动水洗手，将消毒棉签在温开水或淡盐水中浸湿，并将多余的水分挤掉，以不往下滴水为宜。

2 从眼角向眼尾擦：用棉签从眼角向眼尾擦拭。如果宝宝睫毛上粘着较多分泌物，可用消毒棉签先湿敷一会儿。

3 换棉签擦另一只眼睛：擦另一只眼睛时，需换一支新棉签从眼角向眼尾轻轻擦拭，千万要避免来回擦拭。

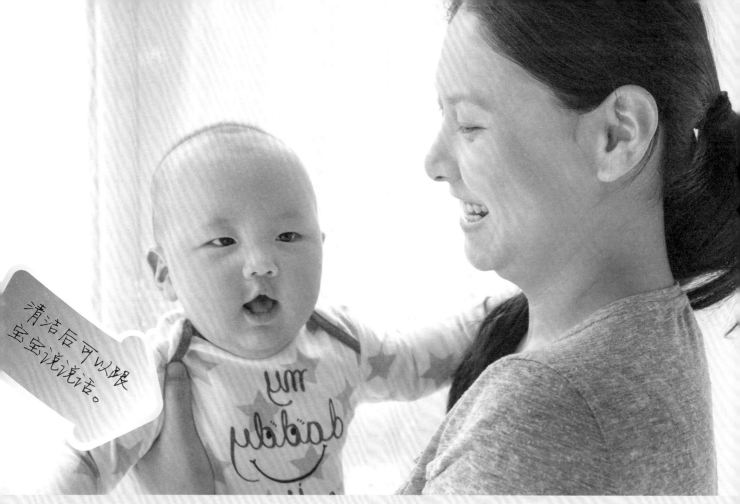

清洁后可以跟宝宝说说话。

耳朵护理

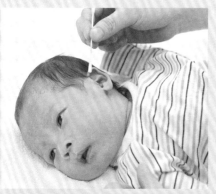

1 用棉签拭干外耳：用棉签蘸温水擦外耳道及外耳。洗澡后若发现耳部有水，可用干燥的棉签擦拭耳道和耳部。

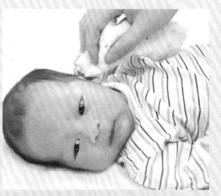

2 用湿棉布轻擦：如果妈妈觉得用棉签很费劲，也可以将棉布浸湿，轻擦宝宝外耳的褶皱和隐蔽的部位。

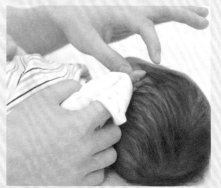

3 清洁耳背：做清洁的时候要留意耳朵后面，因为这个位置很容易被忽视，却有可能积攒汗液和污渍，引起湿疹。

宝宝的身体护理

宝宝的皮肤柔嫩细软，各器官系统发育还不完善，对外界适应能力较差，身体抵抗能力较弱，在护理宝宝的时候一定要温柔对待，细心呵护。

小心对待宝宝的脐带

从宝宝降生的那一刻起，脐带的使命就已完成，宝宝成了一个独立的小人，妈妈可不要失落，这意味着宝宝开始了新的人生旅程。宝宝出生后，医生会将脐带结扎，但是残留在新生儿身体上的脐带残端，在未愈合脱落前，对新生儿来说十分重要，一定要护理好，以防止宝宝感染、生病等。

宝宝肚脐看起来脏脏的怎么办

新生儿的肚脐愈合后，色素往往会聚集于宝宝新长好的肚脐深部，看起来好像很脏的样子。妈妈可千万别因为它"脏"就试图把它给擦掉。

这些色素沉着不会有任何不良影响，也没有治疗的必要。如果强行把"脏"擦掉，反而会刺激宝宝的局部皮肤，引起感染。

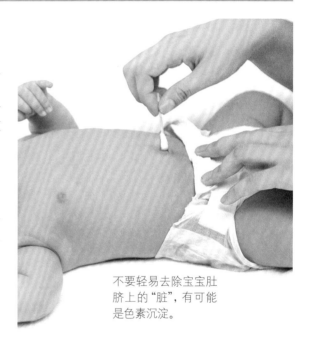

不要轻易去除宝宝肚脐上的"脏"，有可能是色素沉淀。

消毒肚脐上缘	及时去除纱布	避免摩擦	保持脐窝干净	感染了去医院
用医用酒精消毒宝宝的脐带时，要注意将容易被忽略的肚脐上缘也做好消毒工作。	为了保护脐部，医护人员往往将脐部敷上纱布。纱布应该在宝宝出生后12~24小时去除，以免污染宝宝的脐带。	纸尿裤大小要适当，不要让纸尿裤的腰际刚好在脐带根部，不然宝宝活动时易摩擦到脐带根部，导致破皮发红，甚至出血。	脐带自然脱落后，脐窝会有些潮湿，并有少许米汤样液体渗出，这是正常现象，继续用酒精擦拭干净即可，一般两三天后脐窝就不会潮湿了。	如果肚脐的渗出液像脓液或有恶臭，说明脐部可能出现了感染，应尽快带宝宝去医院。

保持脐部干爽：如果脐部弄湿了，应先用干净的棉签或纱布将水擦拭干净后再进行护理。

脐带脱落前注意防水：在宝宝脐带脱落前，要注意保持脐部干燥。特别是洗澡时，不要让宝宝泡在浴盆里洗澡，可以先洗上半身，擦干后再洗下半身。如果宝宝脐带湿了，应该先用棉签擦干，再进行护理。

脐带不涂婴儿乳：注意不要在脐部涂抹婴儿油或婴儿乳，时刻保持脐部干爽洁净即可。

不要自行去除脐带：脐带会自行脱落，妈妈一定不要试图自己去除脐带，否则会使宝宝感染、生病。

脐带感染立即就医：应经常观察宝宝脐带部位是否有感染的迹象，如果出现脐带流血、有异味或分泌物、周围红肿、超过1个月仍未脱落或伤口未愈合的情况，应当立刻带宝宝就医。

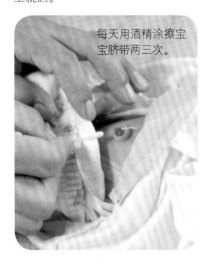
每天用酒精涂擦宝宝脐带两三次。

脐带护理注意事项多

一般情况下，宝宝的脐带会在1周左右自行脱落，2周左右自动愈合。这期间妈妈需要护理好宝宝的脐带，避免其发炎、红肿。

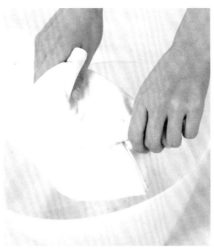

1 在擦拭之前一定要先洗手，避免脐部接触爽身粉等各种粉剂，以免使脐部发炎不易愈合。

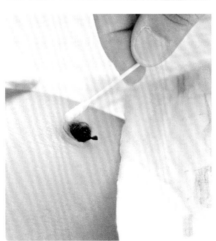

2 用棉球或细纱布蘸75%的医用酒精，从内向外涂擦脐带根部和周围，每天涂擦两三次，待脐带干爽后，用纱布盖好。

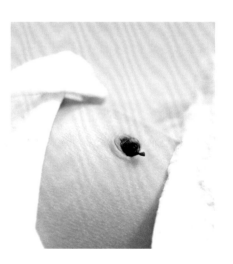

3 不要把脐带包在尿布或纸尿裤里，以防大小便弄湿脐带。如果脐部被尿湿，应立即消毒。

出生后就要关注体温

因为母体子宫内温度明显高于一般室内温度，所以新生儿娩出后体温都会下降，然后再逐渐回升，并在出生后24小时内达到或超过36℃。

刚出生的宝宝体温中枢尚未发育成熟，皮下脂肪还不足够厚，不能像成人一样妥善地自我调节体温，很容易受外界环境温度影响发生变化。所以宝宝一出生就要采取保暖措施，并要定期测体温。室内温度最好保持在24~26℃。

少数新生儿在出生后3~5天内会出现所谓"脱水热"或称"一次性发热"，体温可升至39~40℃，往往持续几个小时甚至一两天，并伴有面部发红、皮肤干燥、哭闹不安等，这是由于水分摄入过少、室温过高或衣被太厚所致。一般通过多喂母乳或温开水，体温会很快降下来。如果经上述处理体温仍不下降，应及时带宝宝就医。

一定要勤剪指甲

宝宝的指甲每周大约会长0.7毫米，因此要及时给宝宝修剪指甲。一般来说，手指甲1周内要修剪一两次，脚趾甲1个月修剪一两次，指甲的长度以指甲顶端与指顶齐平为佳。建议在宝宝熟睡时进行修剪。

剪指甲的工具要选择专门针对婴儿的小指甲设计的指甲刀，要求灵活度高、刀面锋利，可一次顺利修剪成形，顶部钝头设计。

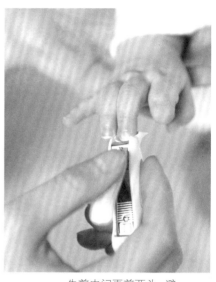

先剪中间再剪两头，避免把边角剪得过深。

细心给宝宝剪指甲

宝宝喜欢探索世界，探索自己，如果指甲长得过长，宝宝就会把自己的小脸抓伤，这令妈妈非常心疼。其实，妈妈用宝宝专用的指甲刀，完全可以自己给宝宝剪指甲。只要掌握好方法，既可以轻松地修剪，还不会伤到宝宝的手指。

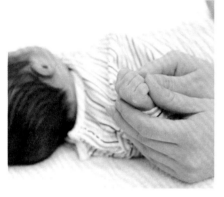

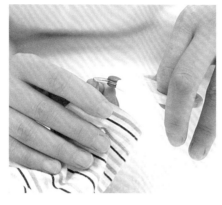

1 让宝宝平躺在床上，妈妈握住宝宝的小手，要求是最好能同方向、同角度。

2 分开宝宝的五指，重点捏住一个指头开始剪，先剪中间再剪两头，避免把边角剪得过深。

睡觉时剪：在宝宝睡觉的时候剪指甲，这时宝宝基本不会乱动，能让孕妈妈更安全、更方便地剪指甲。

光线充足：剪指甲时一定要选择光线充足的地方，这样妈妈才不会剪得过深。

专用指甲刀：给宝宝剪指甲的指甲刀最好选择宝宝专用的指甲刀，因为专用指甲刀设计时会注重贴合宝宝的指甲大小和形状，而且也较为干净卫生。

手要稳：妈妈在剪指甲时一定要选好姿势，让手肘得到支撑，这样才能保证给宝宝剪指甲的手更稳，不容易伤害到宝宝。

指甲修剪形状：尽量把宝宝的指甲修剪成圆弧形，不要剪得过深，与手指顶端齐平即可。

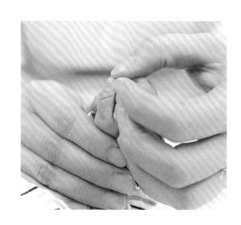

3 妈妈用自己的手指，沿宝宝的指甲边缘摸一圈，发现尖角及时剪除，剪好一个再剪下一个。

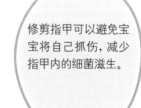

修剪指甲可以避免宝宝将自己抓伤，减少指甲内的细菌滋生。

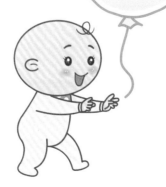

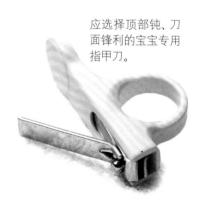

应选择顶部钝、刀面锋利的宝宝专用指甲刀。

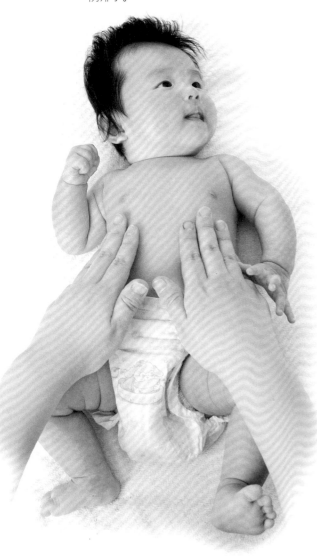

夏季洗完澡，可以给宝宝扑些爽身粉，预防痱子。

宝宝的皮肤要护好

新生儿粉嫩、细滑的皮肤非常惹人怜爱，妈妈在怜爱之余也要注意对宝宝的皮肤进行护理。因为宝宝皮肤的角质层薄，皮下毛细血管丰富，要注意避免磕碰和擦伤。此外，夏季或肥胖儿容易发生皮肤糜烂，给宝宝清洁时动作要轻柔，不要用毛巾来回擦洗。

由于宝宝皮肤尚未发育成熟，所以显得特别娇气敏感，易受刺激及感染，在护理宝宝皮肤的时候，应选用符合国家标准的婴儿专用产品，既能全面保护宝宝皮肤，又不含刺激宝宝皮肤的成分。

皮肤褶皱部位怎么处理

宝宝皮肤褶皱的地方往往是妈妈最容易忽略的地方，而且宝宝的褶皱处很容易出汗、滋生细菌，导致各种皮肤问题。在平日护理的时候妈妈应该多加留心，同时合理地为宝宝使用婴儿专用护肤品，保证宝宝的肌肤洁净，使宝宝能够健康成长。

在洗澡时，妈妈将皮肤褶缝扒开，清洗干净，特别是对肥胖、皮肤褶缝深的宝宝，更应注意。洗完澡后要用柔软的干毛巾将水分吸干，要保持褶皱部位的干燥，妈妈也可以扑些婴儿专用的爽身粉。需注意的是：爽身粉不宜扑得过多，否则易遇湿结块，而且扑粉过多容易导致宝宝误吸入体内，有损健康。

5招让宝宝远离皮肤干燥

宝宝皮肤的真皮肌纤维组织较薄，对干燥环境的抵抗力较差，容易出现皮肤干燥、脱皮的问题。其实，新手爸妈只要做好日常防护工作，就可以让宝宝远离皮肤干燥。

1.适度清洁。干燥皮肤的宝宝或者在容易引起皮肤干燥的季节，新手爸妈要适度给宝宝做清洁，每天洗一两次脸就够了，只要宝宝身上清爽，就不要频繁给宝宝洗澡。而且，水温不宜过高，以免过度清洗掉宝宝皮肤的油脂，引起宝宝皮肤干燥、脱皮等问题。

此外，还要掌握给宝宝洗澡的时间，如果平时给宝宝洗30分钟，那现在就要缩短到10分钟左右。

2.选择适合宝宝皮肤的清洁产品。在给宝宝选择面部或身体的清洁用品时，首先要选择功能比较简单的产品，除了清洁之外的功能越少越好，尤其是不要用有杀菌功能的，以免刺激到宝宝幼嫩的皮肤。

3.准备宝宝的护肤品。给宝宝做完清洁后，及时涂抹温和不刺激的婴儿油，能够预防宝宝皮肤干燥、脱皮、皲裂等问题。

4.给宝宝口唇保湿。宝宝的口唇部位容易出现干燥、干裂的现象，新手爸妈应提前防护，尤其是干燥的冬季，应当注意给宝宝适量补充水分。

5.给室内加湿。冬季室内通常开暖气、空调，容易导致空气干燥，宝宝稚嫩的皮肤对干燥的环境也会敏感，因此还要注意合理控制室内湿度，妈妈在房间内放一盆清水可以起到加湿的作用。

消灭室内蚊蝇	保持空气流通	晒太阳别太久	涂抹婴儿油	关心哭闹宝宝
在夏季，宝宝的体温偏高，是最招蚊蝇喜欢的对象，妈妈可以用挂蚊帐的方式防止宝宝被咬，尽量不要用蚊香、电蚊香液等，否则会给宝宝带来伤害。	新鲜的空气对妈妈和宝宝都很重要。如果房间密不透风，会使屋内的空气变得污浊，这对母婴健康都是很不利的。任何季节都要注意适当开窗通风。	等宝宝能去室外晒太阳时，妈妈也应注意不要在室外待太久，每次外出控制在5分钟左右即可。	皮肤干燥的宝宝在清洗完身体后，涂一些婴儿油并进行按摩，可以有效保护娇嫩的皮肤。	不要让宝宝过分哭闹，过分哭闹除了会让宝宝的不适加重外，还会使体温升高和出汗，而且极易长痱子或生脓疮。

晒

月嫂经验晒出来

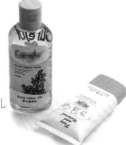

洗澡后给宝宝涂抹婴儿油可保护他的皮肤。

清洗男宝宝生殖器注意事项

新手爸妈需要注意男宝宝外生殖器的日常护理，因为男宝宝的外生殖器皮肤组织很薄弱，几乎都是包茎，很容易发生炎症。

清洗时要先轻轻抬起男宝宝的阴茎，用一块柔软的纱布轻柔地蘸洗根部。然后清洗阴囊，这里褶皱多，较容易藏匿汗污，包括腹股沟的附近，也要着重擦拭。清洗男宝宝的包皮时，用你的右手拇指和食指轻轻捏着宝宝阴茎的中段，朝他身体的方向轻柔地向后推包皮，然后在清水中轻轻涮洗。向后推宝宝的包皮时，千万不要强力推拉，以免给宝宝带来不适。

清洗男宝宝外生殖器的水温应控制在40℃以内，以免烫伤宝宝娇嫩的皮肤。最理想的温度是接近宝宝体温的37℃左右。

另外，平时给男宝宝选择的纸尿裤和裤子要宽松，不要把会阴部包裹得太紧。如果宝宝没有使用纸尿裤，在他排尿后，最好用干净的无屑纸巾为他擦干尿液，以保持局部干爽。

女宝宝外阴怎么护理

较之于男宝宝，女宝宝的外阴更要妈妈细心护理，并且清洗外阴的好习惯要一直保持下去。

首先，每次给女宝宝换尿布时以及她每次大小便后，最好都要仔细擦拭宝宝的外阴。用柔软、无屑的卫生纸巾擦拭她的尿道口及其周围。擦拭时，方向由前向后，以免不小心受到粪便的污染。

其次，最好每天用温水给女宝宝清洗外阴两次。女宝宝阴部的清洗顺序跟擦拭的方向一样，一定要从前向后。方法为：用一块干净的纱布从中间向两边清洗宝宝的小阴唇；再从前往后清洗她的阴部。

温度要适宜

宝宝汗腺分泌旺盛，汗腺分泌物堆积在汗腺口，容易形成红疹子，因此妈妈要注意室内温度应适宜，并及时给宝宝洗脸、洗澡，保持宝宝皮肤的清洁。

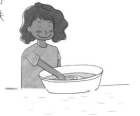

不要总亲宝宝

宝宝本身免疫系统发育不完善，对疾病的防御能力有限，当带有感冒病毒的人亲了宝宝后，很容易将病毒传染给宝宝。

远离化妆品

宝宝应远离化妆品，因为化妆品中大部分都含有香料、防腐剂等成分，对宝宝的皮肤有很强的刺激性，妈妈在抚摸、亲吻、拥抱新生儿之前应先洗去身上的化妆品。

不捏宝宝脸

经常捏宝宝的脸蛋，宝宝的腮腺和腮腺管一次又一次地受到挤伤，会造成宝宝出现流口水的现象，严重的还会患上口腔黏膜炎等疾病。

BYE BYE

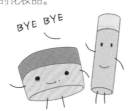

剪睫毛没用

有的新手爸妈希望宝宝长大后睫毛长，就给宝宝剪睫毛。其实，一根眼睫毛的寿命大概只有90天，给宝宝剪眼睫毛，并不会使眼睫毛长得更长。

做做快乐被动操

　　婴儿被动操是一种适合0~12个月宝宝的、与运动相联系的锻炼方法。婴儿被动操有加强宝宝骨骼、肌肉系统的功能，促进动作发育，健壮呼吸器官，使肺活量增加，还能促进血液循环和新陈代谢，保持愉悦情绪，以及促进神经、心理的发育等好处。

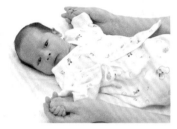

预备姿势：宝宝仰卧

成人双手握住宝宝双腕，拇指放在宝宝掌心，使宝宝握紧，两臂放于体侧。

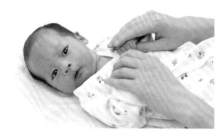

第一节：双臂胸前交叉

两臂向左右分开，然后向胸前交叉，再还原，做8次。

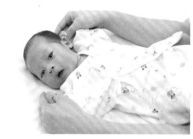

第二节：双臂伸屈运动

弯曲宝宝肘关节，使手触肩再还原，重复4次。

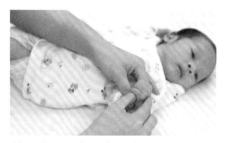

第三节：上肢回旋运动

以肩关节为轴，将上肢由内向外旋转，每侧4次。

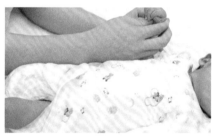

第四节：双臂上举、前平举

两臂左右分开，向上举，前平举，还原，共做8次。

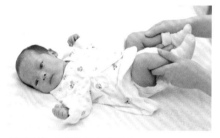

第五节：双腿伸屈运动

妈妈双手握宝宝脚踝部，同时屈缩两腿到胸腹部，再还原，共做8次。

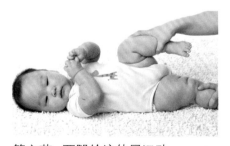

第六节：两腿轮流伸屈运动

做法同前，区别是两腿交替屈伸，各做4次。

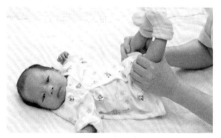

第七节：双腿伸直上举

双手握住宝宝伸直的双腿膝部上举，使之与腹部成直角，共做8次。

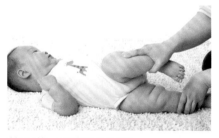

第八节：下肢回旋运动

以宝宝下肢髋关节为轴，由内向外旋转，左右轮流做，每侧4次。

取下首饰：妈妈除了需要洗净双手外，还要将手上戴的首饰都取下，以免伤害宝宝的皮肤。另外还要注意修剪指甲，避免抓伤宝宝。

可用润肤露：在进行抚触时，妈妈可以给宝宝用些婴儿专用的润肤露，更有助于保护宝宝的皮肤。

抚触要轻柔：妈妈在做抚触的时候要注意力道，不能太大，以免让宝宝感到不舒服。

抚触的时间：抚触的时间可以放到洗澡后或睡觉前，都能够让宝宝感觉到安全、轻松，有利于建立对新手爸妈的信任感。

给宝宝抚触很有爱

给宝宝进行系统的抚触，有利于宝宝的生长发育，增强免疫力，增进食物的消化和吸收，减少宝宝哭闹，增加睡眠。同时，抚触可以增强宝宝与父母的交流，帮助宝宝获得安全感，发展对新手爸妈的信任。下面就来一起学习怎么给宝宝进行抚触吧。

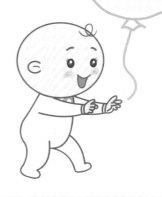

抚触的时候要温柔地看着宝宝，对宝宝笑，这才是爱的抚触。

宝宝抚触操

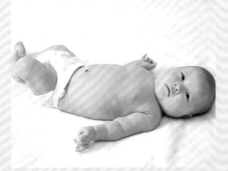

1 调节室内温度：室内温度要调到 25~28℃，房间内不要有强光照射，让宝宝光着身子躺在床上。

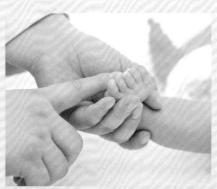

2 按摩宝宝小脚：妈妈洗净双手并搓热后，轻轻按摩宝宝的皮肤，先从宝宝软软的小脚开始，注意动作要轻柔，然后用食指轻压宝宝的脚掌。

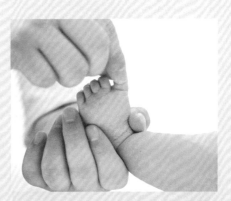

3 转转脚趾：宝宝的每一个脚趾，妈妈都要轻轻地转一转。

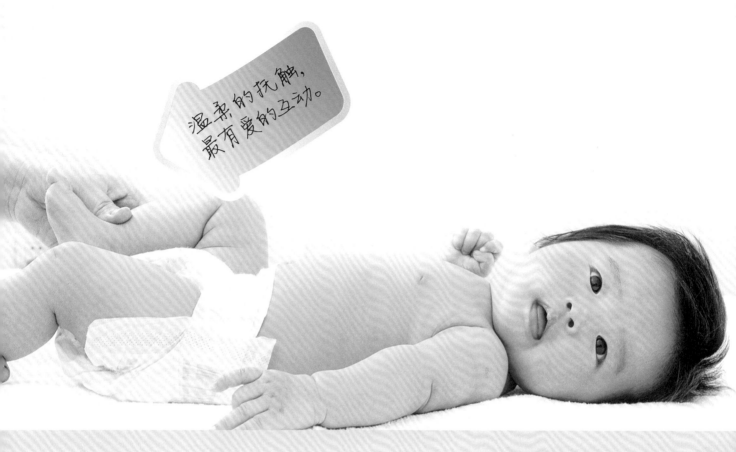

温柔的抚触，
最有爱的互动。

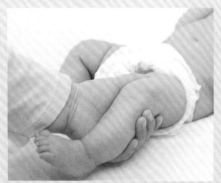

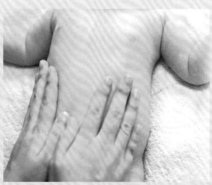

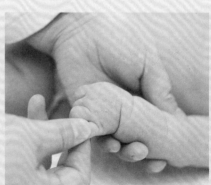

4 按摩双腿：妈妈轻轻按摩宝宝的双腿，再捏捏小腿，并与宝宝互动，观察宝宝的反应。

5 按摩胸部和腹部：由双腿上去，按摩胸部和腹部，双手平放在宝宝身体中央，向两边伸展，手指尖向外转小圈按摩。

6 按摩胳膊和小手：与按摩双腿的方法类似，轻轻地按摩宝宝胳膊，捏捏小胳膊和小手。按摩后，给宝宝穿上衣服。

给宝宝洗澡，得心应手

对新手父母来说，给新生儿洗澡是个大问题，这完全是个技术活。所以，在宝宝出生后，一定要把这门技术学到家，做到得心应手。

宝宝洗澡前都需要准备什么

如果是冬季给宝宝洗澡，要开足暖气；如果是夏天，关上空调或电扇，室温在 26~28℃为宜。准备好洗澡盆、洗脸毛巾两三条、浴巾、婴儿洗发液和要更换的衣服。清洗洗澡盆，先倒凉水，再倒热水，感觉水不冷不热最好。如果用水温计，在 37~38℃最好。

市面上的婴儿沐浴液洗发水能用吗

市面上卖的各种婴儿沐浴液、洗发水看都看不过来，怎么挑选？能不能给宝宝用？

其实这个问题不用太纠结。既然是给宝宝设计的，当然是可以用的。只是在购买时一定要认准品牌质量有保障的，对宝宝皮肤刺激小的，并且要注意使用期限、合格证、使用说明等信息。

3 个月以内的宝宝，可以不用洗浴清洁用品，但如果要用，一定要注意选用婴儿专用的洗浴用品。

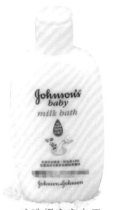

应选择宝宝专用的洗浴用品。

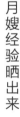

晒 月嫂经验晒出来

尽量勤洗澡	家人来帮忙	关紧门窗	不饿时洗澡	避免水进眼
洗澡周期也随着季节变化，夏天每天一次，冬季可根据情况适当延长周期，不过，还是建议新生儿在冬季勤洗澡，以便及时发现皮肤问题。	刚开始给宝宝洗澡时，因为不熟练，妈妈一个人难免会有些手忙脚乱，尽量让丈夫或家人来协助，慢慢就会很熟练了。	洗澡前应关紧门窗，以防洗澡时吹进凉风，导致宝宝着凉生病。大人在给宝宝洗澡时应尽量不进出浴室。	吃过奶 1 小时后，并确认宝宝不会饿或暂时不会大小便之后再开始洗澡。	在给宝宝洗澡时，要防止水流进宝宝的眼睛，以免引起不适而导致宝宝害怕洗澡。可以用宝宝头朝下的姿势抱稳宝宝再洗，也可以买婴儿洗发帽，都可以有效防止水流入眼睛。

情绪不好时不要洗澡

有时宝宝不想洗澡，情绪激动大哭大闹，爱干净的父母却完全不把宝宝的感受当一回事，强制将宝宝放进洗澡盆中，宝宝又惊又吓拼命反抗。这样的情况下，宝宝所受到的惊吓是非常大的，这加剧了下次洗澡的恐惧心理和难度，建议在洗澡前先哄哄宝宝，安抚一下宝宝的情绪，等宝宝稍微安定下来后再尝试给宝宝洗澡。

皮肤受损的宝宝慎洗澡

如果宝宝皮肤有皮炎、摔伤、烫伤等受损的情况，不宜给宝宝洗澡。这是因为受损的皮肤接触到水之后容易引起感染，加大恢复难度。宝宝太小，不知道避免伤口沾水，一不小心就有可能让受损的皮肤沾到水，造成不必要的感染，导致宝宝愈合延后，或是感染引起各种风险。因此，当宝宝的皮肤出现受损情况或是有皮肤病时，妈妈要谨慎给宝宝洗澡，就算要洗也必须听取医生的建议。

频繁呕吐的情况下不要洗澡

如果宝宝有频繁呕吐的情况，建议暂时不要给宝宝洗澡。因为在洗澡时不可避免地要移动宝宝，这样有可能会加剧宝宝的呕吐，令宝宝很难受。当宝宝出现呕吐时，应该轻轻地拍宝宝的后背，不要在意宝宝弄脏了衣物或是否要洗澡，而要等宝宝停止呕吐后，休息片刻再给他洗澡。

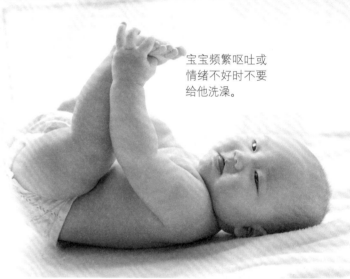

宝宝频繁呕吐或情绪不好时不要给他洗澡。

▶ 不长时间泡水	▶ 有湿疹不勤洗	▶ 洗澡后补水	▶ 可用护肤品	▶ 爽身粉要适量
在宝宝脐带愈合后，也不要将宝宝长时间泡在水里，即便是宝宝喜欢玩水，也应控制每次洗澡的时间，宝宝在水里的时间不宜超过10分钟。	如果宝宝得了湿疹，就不要频繁给他洗澡了，只要保持湿疹部位干净清爽就可以了，这样湿疹才会好得快。	给宝宝洗澡后，可以给宝宝喂点奶，补充一些热量和水分。	市售的婴儿油、爽身粉等婴儿用品可以适当地用，不过应在宝宝的皮肤没有任何疾病、破损的前提下使用。	给宝宝洗澡后，在皮肤褶皱处及臀部擦少许婴儿专用爽身粉即可，不要擦得过多。颈部不宜直接擦粉，应擦在手上再涂抹，以免宝宝吸入。

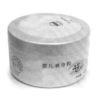

正确托抱：给宝宝洗头时，妈妈采取正确的托抱姿势，能够让宝宝更安全、更舒适。

冬季洗澡要迅速：冬季在给宝宝洗澡时，动作要快，时间要短，水要准备多些，10分钟以内洗完，迅速擦干，迅速穿衣。

不离开宝宝：一定要做好事先准备工作，洗澡中途也绝对不可以让宝宝独自待在浴盆中。

花露水不多用：夏天洗澡后妈妈会在宝宝的颈部、腋下、大腿根部、膝盖窝等易长痱子的部位涂抹一些花露水，应注意的是，花露水用量要少，而且选择香味小、无刺激的宝宝专用花露水。

给宝宝正确洗澡

　　皮肤是保护宝宝身体的有形防线，宝宝皮脂腺分泌旺盛，爱出汗，又经常溢奶、大小便次数多……为避免出现皮肤疾病，需经常给宝宝洗澡。可是给宝宝洗澡具体应该怎么操作，新手爸妈可能还不清楚，下面就跟着五星月嫂一起学习一下吧。

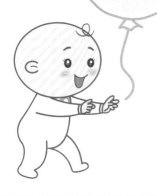

皮肤干燥的宝宝用清水清洗皮肤，是对皮肤的一种保护。

给宝宝洗澡的步骤

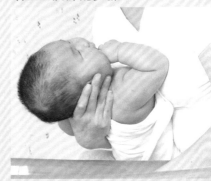

1 浴巾包裹宝宝：宝宝仰卧，用浴巾包裹，妈妈右手肘部托住宝宝的小屁股，右手托住头，拇指和中指按住宝宝的耳朵，以防进水。

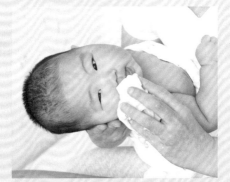

2 清洗宝宝脸部：上半身托起，先清洗脸部。用小毛巾蘸水，轻拭宝宝的脸颊，眼部由内而外，再由眉心向两侧轻擦前额。

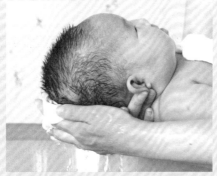

3 清洗宝宝头发：先用水将宝宝的头发弄湿，然后倒少量的婴儿洗发液在手心，搓出泡沫后，轻柔地在宝宝头上揉洗。

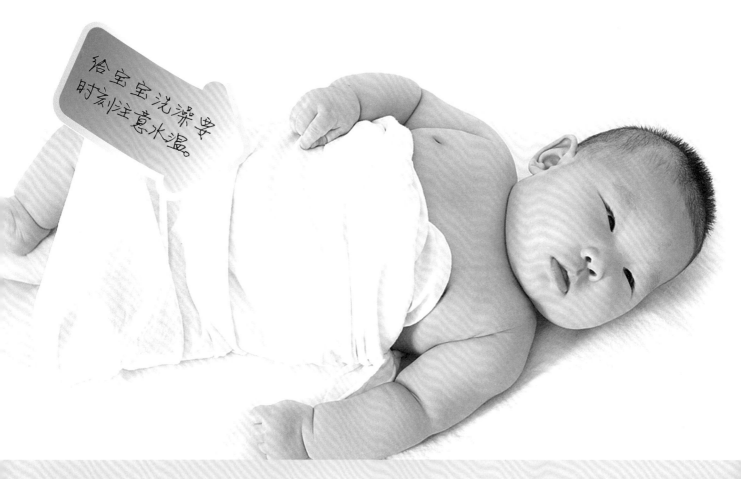

给宝宝洗澡要时刻注意水温。

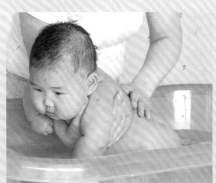

4 清洗宝宝上身：洗净头后，再分别洗颈下、腋下、前胸、后背、双臂和手。由于这些部位十分娇嫩，清洗时注意动作要轻柔。

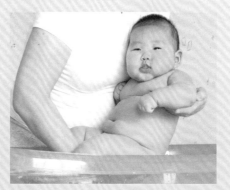

5 清洗宝宝屁屁和腿脚：让宝宝的头贴在妈妈左胸前，用左手托住宝宝，右手用湿毛巾先洗会阴、腹股沟及臀部，最后洗腿和脚。

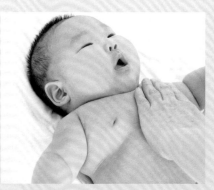

6 清洗完毕，做抚触按摩：洗完后用浴巾把宝宝身上的水分擦干，涂上润肤油，然后给宝宝做抚触按摩。

五星月嫂细数护理新生儿常见误区

对于新生儿的护理，相信很多新手爸妈都没有经验，在许许多多的注意事项中，有些新手爸妈的护理观念还是存在一些误区的，快跟着五星月嫂一起分辨这些误区，更好地护理新生儿吧。

⚠ 怕感冒，不敢给宝宝洗澡

很多妈妈觉得给宝宝洗澡容易使宝宝感冒，很是担心，甚至不敢给宝宝洗澡，其实宝宝喜欢水，而且给宝宝洗澡，还有助于增强宝宝的抵抗力。不过，洗澡时间以10分钟为宜，如果宝宝喜欢，可适当延长一小会儿，但要注意水温变化，不要让宝宝泡在冷水中。另外，给宝宝洗澡做完抚触后，可以给宝宝喂点奶，补充热量和水分。

⚠ 感冒的宝宝不能洗澡

很多妈妈认为宝宝感冒就不能洗澡了，其实宝宝感冒后，洗澡仍可照常进行，因为洗澡有清洁皮肤、消除汗液的作用，使宝宝感到舒服凉爽。另外，温水浴还是宝宝最佳的物理降温方法，它能使发热宝宝全身皮肤血管扩张，改善血液循环，解除四肢肌肉痉挛，从而达到物理降温的目的。

不过，给患感冒的宝宝洗澡应注意以下两点。

1. 关好门窗，新手爸妈两人要配合好，动作轻快，每次洗澡时间不超过15分钟，以免宝宝再次受凉。

2. 洗完澡后，用软毛巾将全身擦干，并用干净的毛巾轻轻按摩宝宝全身皮肤。

⚠ 用母乳给宝宝擦脸

有些妈妈认为用母乳给宝宝擦脸可以让宝宝的皮肤又白又嫩。其实这种方法对宝宝是有害的。

母乳中营养丰富，也给细菌滋生提供了良好的培养环境，宝宝的皮肤娇嫩，血管又丰富，将母乳涂抹在宝宝脸上，容易使细菌在大面积繁殖之后进入皮肤的毛孔中，引发毛囊炎。

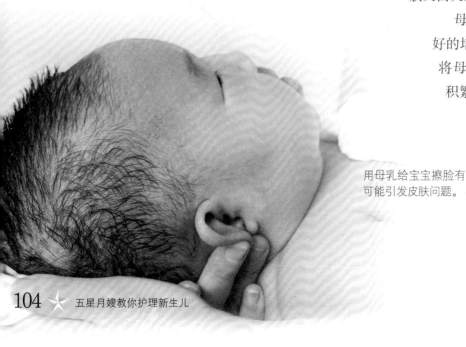

用母乳给宝宝擦脸有可能引发皮肤问题。

⚠ 头垢可以保护宝宝囟门

有传言认为头垢有保护宝宝前囟门的作用，因此一些新手爸妈不愿意把它洗掉。其实头垢是宝宝出生时头皮上的脂肪加上以后头皮分泌的皮脂，粘上灰尘而形成的，不洗掉头垢是不卫生的，容易引起宝宝囟门感染，还会影响宝宝头皮的正常作用，所以新手爸妈不要被传言所迷惑，应及时清洗宝宝头顶的头垢。

⚠ 要给宝宝剃"满月头"

过去的习俗是新生儿满月之后要剪头发、剃胎毛，认为剃"满月头"会给宝宝带来福气，使宝宝的头发变得更黑更浓密。其实这种做法并不能让宝宝的头皮、头发更健康，只会增加宝宝感染细菌的概率。

从医学角度来讲，剃胎毛对刚出生的宝宝来说并不合适。因为新生儿理发一般都是剃光，理发工具消毒不到位，加之宝宝皮肤薄、嫩，抵抗力弱，操作不慎极易损伤头皮，引起感染，一旦细菌侵入头发根部，破坏毛囊，不但头发长得不好，反而会弄巧成拙，导致脱发。因此，"满月头"还是不剃为好。如果宝宝出生时头发浓密，且正好赶上炎热的夏季，为防止起湿疹、痱子等，建议将宝宝的头发剪短，但不可剃光头。

⚠ 枕秃等于缺钙

经常会发现宝宝后脑勺出现一圈不长头发的地方，这就是俗称的枕秃。不少妈妈认为枕秃是因为缺钙引起的，其实不是，引起枕秃的原因基本有以下两种。

多汗：宝宝大部分时间躺在床上，头与床面接触的地方容易发热出汗使头部皮肤发痒，宝宝只能通过左右摇晃头部的动作，来"对付"自己后脑勺因出汗而发痒的问题，久而久之，形成枕秃。

经常躺着活动所致：宝宝2个月后开始对外界的声音、图像产生兴趣，经常躺着左右转头，枕部的头发受到反复摩擦，就出现局部脱发。

大部分宝宝枕秃只是由后脑多汗造成的，属于生理性的。有时候枕秃是佝偻病的前兆，但佝偻病原因是缺维生素 D，而不是缺钙，许多患有佝偻病的宝宝的血钙值都是正常的。

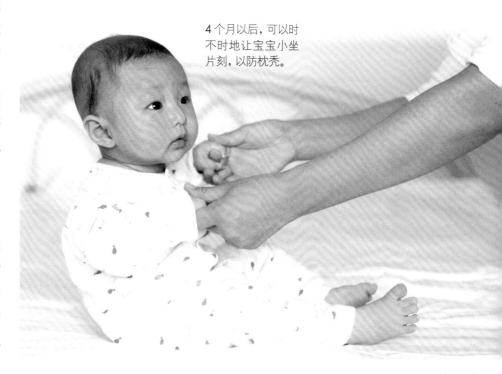

4个月以后，可以时不时地让宝宝小坐片刻，以防枕秃。

⚠ 没长牙，就没必要清洁口腔

有些新手爸妈认为在宝宝长牙前，清洁口腔是一件可有可无的事，这种想法并不正确。口腔卫生搞得不好，很容易引发牙龈炎，表现为宝宝牙龈红肿、哭闹、流口水、不愿意吃东西等。因此，妈妈要在每次进食后为宝宝清洁口腔。可以将纱布用温水蘸湿，拧干后套在食指上，伸入宝宝口腔将宝宝嘴里的奶渣清理干净。应特别注意牙龈、舌头等奶渣易残留的部位，如果擦不干净，也不必太用力，以免脱皮造成吞咽困难。

⚠ 拍照时不关闪光灯也没关系

新手爸妈希望留住宝宝每一个可爱的瞬间，所以经常拿着相机给宝宝拍照。可是在拍照时应注意关闭闪光灯，即使居室光线较弱，影响拍摄效果，此时也不能用闪光灯。因为新生儿在妈妈腹中度过了漫长的 10 个月"暗室"时光，对光线的刺激特别敏感。宝宝的眼睛在受到强光刺激时还不善于自我调节。另外，由于宝宝的视网膜发育尚不完善，用闪光灯给宝宝拍照可能引起眼底及眼角膜受伤，甚至会导致宝宝失明，所以拍照时不要用闪光灯。

⚠ 脐带发红一定是感染了

脐带残端一经脱落，肚脐就形成了。在脐带残端脱落的过程中，肚脐周围常常会出现轻微的发红，这是脐带残端脱落过程中的正常现象。但是，如果肚脐和周围皮肤变得很红，而且妈妈用手摸起来感觉皮肤发热，很可能是肚脐出现了感染，要及时带宝宝就医。

给宝宝拍照时要关闭相机的闪光灯。

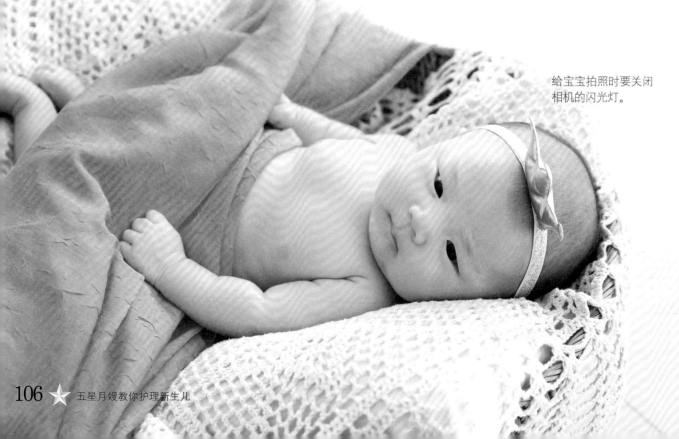

⚠ 宝宝脱皮是生病了

在给宝宝洗澡或换衣服时，妈妈会发现宝宝胸部、胳膊上会有薄而软的白色小皮屑脱落，特别是手指和脚趾的部位，脱皮现象更严重。妈妈不要惊慌害怕，也不要乱想认为宝宝得了皮肤病，这是正常的生理现象，妈妈不必担心。

造成宝宝脱皮的主要原因是，宝宝皮肤最外面的一层叫表皮的角化层，由于发育不完善，很薄，容易脱落。皮肤内面的一层叫真皮，表皮和真皮之间有基底膜相联系。新生儿基底膜不够发达，细嫩松软，使表皮和真皮连结不紧密，表皮脱落机会就更多。何况新生儿出生前是处在温暖的羊水中，出生后受寒冷和干燥空气的刺激，皮肤收缩，也更容易脱皮。

几乎所有的宝宝都有过脱皮现象，不论是轻微的皮屑，还是像蛇一样的脱皮，家人都不必担心。只要宝宝饮食、睡眠、精神状态都没问题，就是正常的生理现象。

⚠ 要挤出女宝宝乳房中的乳汁

由于母亲妊娠后期雌激素对胎宝宝的影响，在新生儿出生 1 周内，不论男宝宝、女宝宝都可出现蚕豆样大小的乳腺肿大，还可见乳

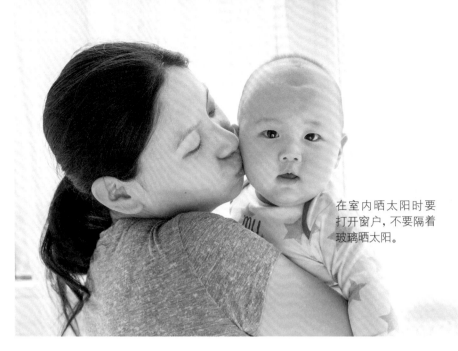

在室内晒太阳时要打开窗户，不要隔着玻璃晒太阳。

晕颜色增深及泌乳。乳腺肿大要在出生后两三周才会自行消退。有些老人认为女宝宝应该挤出乳汁，使肿大的乳腺恢复正常，同时保证长大以后妊娠哺乳时有乳汁分泌。这样的做法是错误的，盲目地挤压宝宝的乳头，容易伤害到宝宝的乳腺，还可能引起感染。

⚠ 隔着玻璃晒太阳一样有效

刚出生的宝宝不能到室外晒太阳，一般出生两三周后，可以在家中的阳台上晒一晒太阳，然后再慢慢走到户外。刚开始的时间要短，晒的部位要少，然后再慢慢增加时间和扩大范围。

晒太阳的时间最好选择在上午 10 点左右，或下午 3 点左右，夏天可以推迟到下午 4 点。晒太阳时，要保护好宝宝的眼睛，不要被强光照射，最好给宝宝戴一顶帽子。如果在室内晒太阳，最好把窗户打开，因为隔着玻璃晒太阳是起不到任何效果的，玻璃能够吸收发挥作用的紫外线。

无论是在室内还是室外晒太阳，都要控制好时间。时间太短起不到作用，时间太长容易晒伤宝宝娇嫩的皮肤。因此，晒太阳的时间最好不超过 30 分钟。此外，在晒太阳时要注意给宝宝增减衣物。最开始可以穿得跟平时一样多，等宝宝身体发热时，就应适当脱下外套，晒完后再穿上，以免宝宝着凉感冒。

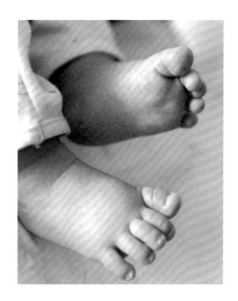

⚠ 宝宝竟是扁平足

细心的父母会发现，新生儿竟然是扁平足，其实这是正常的。相反，如果宝宝在头几个月里就有很高的足弓，反而是一种不良的信号，因为它预示着宝宝会有神经或肌肉方面的问题。一般宝宝到了4~6岁的时候足弓才会发育好。

⚠ 给宝宝绑腿能让腿直

出生前由于子宫内的空间限制，胎宝宝的动作大都是头向胸，双手紧抱于胸前，腿蜷曲、手掌紧握，出生后头、颈、躯干及四肢会自然逐渐伸展开来，但宝宝出生后仍会有四肢呈屈曲的状态。有的老人看到宝宝卷曲着的腿就想给宝宝绑腿，其实，新生儿根本不需要绑腿，腿被绑了反而会限制宝宝的活动和自由，不利于宝宝骨骼的生长，而且宝宝会感觉很不舒服。腿直不直与先天的遗传和后天的营养有关系，与绑不绑腿无关。

⚠ 春季气候宜人，宝宝生病少

春季是万物复苏的时节，天气渐渐变暖，很多妈妈以为这个时候宝宝生病的概率会降低很多，但是这时候细菌经过一个冬季也开始大量繁殖，妈妈应注意做好新生儿口腔、鼻腔的湿润清洁工作，以防宝宝患上呼吸道感染，即预防宝宝感冒。鼻腔有分泌物时，应及时用吸鼻器吸出，或是用湿润的棉签清洗干净。室内要尽量做到洁净，避免宝宝患上呼吸道感染等问题。另外，在平时，根据宝宝的情况喂一些水，也是不错的清洁、防护方法。

⚠ 夏季也要穿得严实

由于新生儿的体温调节功能尚不完善，因此应保持适宜的室内温度，最好保持在26~28℃，保持通风，但不要让宝宝直接被穿堂风吹到。有些新手爸妈在夏季也会给宝宝穿得很严实，总怕宝宝被吹着，这样做是错误的。夏季本来天气就热，穿得太严实会给宝宝捂出痱子。其实在夏季，新手爸妈只要保护好宝宝的小肚子即可，其他部位是可以露出来的。

另外，夏天是可以开空调和电扇的，在天气非常热的夏天，开空调和电扇更能给宝宝营造良好的环境，但是应注意，电扇和空调都不要直吹宝宝，空调温度也不宜调得过低，26℃即可。

⚠ "秋冻"没有道理

老话说春捂秋冻，可这到底有没有道理，适不适合新生儿?

秋季转凉后，相信很多新手爸妈会把宝宝"全副武装"起来，其实这样对宝宝并没有什么益处，还会使呼吸道对寒冷的耐受性变差。之后寒冷的冬季来临，即使足不出户，也容易患呼吸道感染。

一般秋季是宝宝最不易患病的季节，新手爸妈要有意识地利用这个季节提高宝宝体质，锻炼宝宝的耐寒能力，从而增强宝宝呼吸道的抵抗力，使宝宝安全度过肺炎高发的冬季。"秋冻"虽然有这么多好处，但要注意以下几点。

1. 保持背部、头部温度适中，不可过于暖和，以免出汗过多引起着凉而患病。

2. 做好宝宝肚子的保暖工作，

这样有助于保护脾胃，保证宝宝营养的正常吸收。

3.宝宝的足部一定不要着凉，足部是神经末梢最为丰富的所在，宝宝足部暖和了，才能提高抵抗外界气候变化的能力。

4.心胸部位不宜穿着太多，以免压迫胸部，影响正常呼吸。

⚠ 冬季应少带宝宝出门

家人总是不敢在冬季带宝宝出去，怕宝宝冻着、感冒，其实一般的宝宝没有那么脆弱，在天气暖和、没有风、室内与室外温差不太大的时候，可以带宝宝到室外走走，晒晒太阳，呼吸一下新鲜空气。同时，让房间通通风，这样有助于增强宝宝对环境的适应能力，也有利于宝宝的发育。

但要注意根据宝宝的月龄和身体状况来安排，不能勉强，时间也不宜长，如果宝宝对屋外气温不适应，应及时终止，带宝宝回到屋里。

⚠ 中草药安全无副作用

不少家长认为宝宝生病后吃中草药更安全，没有副作用，常常要求医生开中草药制剂。其实，中草药也并不完全是百分百安全的。例如，某些中草药含有氧化性物质，会诱发或加重新生儿的黄疸，所以中草药不能乱用，应遵医嘱服用。

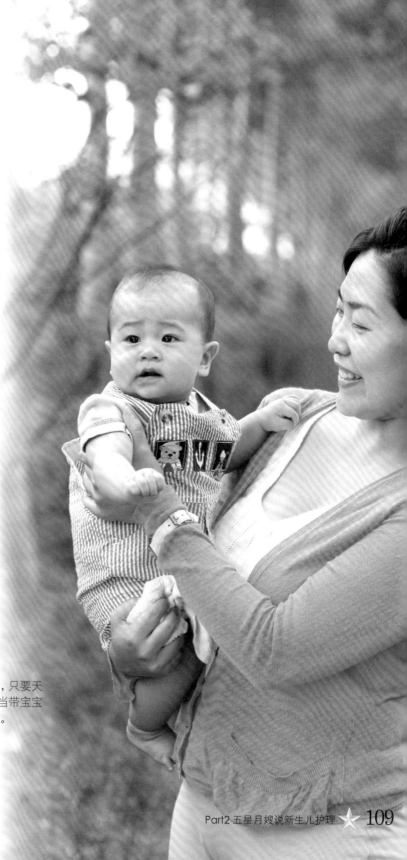

无论春夏秋冬，只要天气好，就应适当带宝宝出门"见见光"。

留心新生儿大小便

胎便尽早排

✿ 出生后就要留心观察宝宝排胎便的情况。

✿ 6~12 小时内开始排胎便。

✿ 尽早排出胎便有利于宝宝的健康。

✿ 给宝宝做一个轻柔的腹部抚触，帮助尽早排出胎便。

✿ 24 小时内不排便，应及时就医。

便便时刻反映宝宝的健康

✿ 不同喂养形式的宝宝，便便的表现也不同。

✿ 母乳喂养的宝宝大便呈金黄色，较软不成形，有酸味，每日 2~5 次。

✿ 人工喂养和混合喂养宝宝的大便颜色都较黄，有臭味，量较大。

✿ 宝宝身体出现不适或病症也会通过便便反映出来。

✿ 问题便便的情况各异，如果妈妈无法分辨，最好及时就医检查。

✿ 出现问题便便，不要随意用药，也不要盲目食疗。

纸尿裤 or 尿布

✿ 尿布经济实用，透气性较好，适合白天用。

✿ 纸尿裤方便，吸量较大，适合晚上宝宝长时间睡眠时使用。

✿ 纸尿裤和尿布都不会影响到男宝宝的生殖发育。

便便和尿尿，
反映宝宝的健康

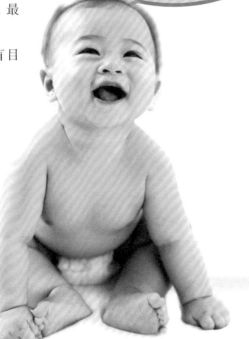

从宝宝降生后，妈妈时刻都在关注着宝宝的成长，便便和尿尿是还不会说话的宝宝表达自己身体健康的方式之一，妈妈一定要留心观察。

月嫂汇总：宝宝大小便速查小词典

胎便是胎宝宝在母体内就已经形成的粪便，正常新生儿大多出生后 12 小时内开始排便，胎便呈墨绿色或黑色粘稠状，总量为 100~200 克。

胎便

纸尿裤是非常方便的一次性用品，在宝宝尿湿、便后可以直接扔掉。在挑选纸尿裤时一定要注意去正规场所购买，选择知名品牌的纸尿裤。

纸尿裤

尿布大都是棉布材质，质地柔软，不仅不会因为摩擦而使宝宝的小屁屁受伤，而且环保又省钱。缺点是宝宝尿尿后无法保持表面的干爽，必须及时更换。

尿布

便秘是宝宝常见病症，指大便干燥，隔时较久，有时排便困难。消化不良是宝宝便秘的常见原因之一，一般通过饮食调理就可以改善。便秘在混合喂养和人工喂养的宝宝身上多见，应注意给宝宝适当多补水。

便秘

奶瓣是指宝宝大便中有白色颗粒或瓣状物，是宝宝消化不良引起的，此时应减少母乳喂养的时间及喂量。

奶瓣

攒肚是在宝宝消化系统能力逐渐提升后，对母乳能充分地进行消化、吸收，致使每天产生的食物残渣很少，不足以刺激直肠形成排便，最终导致的一种排便间隔时间长的常见现象。

攒肚

便便和尿尿，宝宝健康"晴雨表"

宝宝的便便和尿尿里面也是有大乾坤的，通常可以根据大小便的次数、颜色、气味和性状来判断宝宝身体健康的状况。

出生后 6~12 小时会拉胎便

新生儿出生后 6~12 小时开始排胎便，胎便呈墨绿色或黑色黏稠状，无臭味，此时的胎便是由胎宝宝的肠道分泌物、脱落的肠黏膜上皮细胞、胆汁、咽下的羊水、胎毛和红细胞中血红蛋白的分解产物胆绿素等物质构成的。

正常新生儿多数于出生后 12 小时内开始排便，胎便总量为 100~200 克，如果 24 小时不见胎便排出，应注意检查有无消化道畸形。若乳汁供应充分，胎便 2~4 天排完即转变为正常新生儿便便，由深绿色转为黄色。

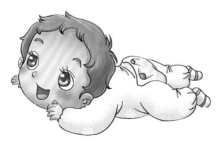

尽快排出胎便，有利于减轻黄疸症状

胎便中含有较多的胆红素，如果胎便尽快排出，可减少新生儿肠肝生理性循环对胎便中胆红素的再吸收，减轻肝脏对胆红素的代谢负担，从而达到使新生儿黄疸症状减轻、持续时间缩短的良好效果。

24 小时内不排便怎么办

正常新生儿在出生后 12 小时内开始排胎便，最迟在 24 小时内排出胎便。但是如果发现宝宝在 24 小时内还没有排胎便，新妈妈也不要慌张。

首先，观察宝宝有无异常情况。如看看宝宝腹部有无发胀，吃奶量和精神是否正常。

其次，给宝宝进行抚触，做腹部的顺时针方向按摩，帮助宝宝排出胎便。

如果一段时间还没有排出胎便，就要去咨询医生，检查是否是疾病原因引起的。

什么样的便便算正常

不同喂养方式，宝宝的便便也有所不同，妈妈要结合自家宝宝的喂养情况，留心观察宝宝的便便，真正读懂宝宝便便传达的健康信息。

母乳喂养：呈金黄色，多为均匀糊状，偶有细小乳凝块，有酸味，每天 2~5 次。即使每天大便达到 6~8 次，但大便不含太多的水分，呈糊状，也可视为正常。

人工喂养：粪便呈淡黄色或土黄色，大多成形，含乳凝块较多，为碱性或中性，比较干燥、粗糙，量多，有难闻的粪臭味，每天一两次。

混合喂养：母乳加奶粉喂养的宝宝粪便与喂奶粉者相似，但较黄、软。添加谷物、蛋、肉、蔬菜等辅食后，粪便性状接近成人，每天 1 次。

新生儿每天大小便几次才算正常

在母乳喂养充足的情况下，宝宝每天的小便有 6~9 次，甚至多达 20~30 次。正常宝宝在出生后 6~12 小时内会排泄黑绿色的大便，即胎便。两三天以后，大便就应逐渐变为正常新生儿的黄色便；纯母乳喂养的宝宝，大便是金黄色、稀糊糊的软便，一天 2~5 次；配方奶喂养的宝宝，大便呈浅黄色，每天一两次。

日龄	小便次数	大便次数	大便颜色
第一天（出生日）			黑色
第二天			黑色或墨绿色
第三天			棕、黄绿、黄
第四天			棕、黄绿、黄
第五天			黄色
第六天			黄色
第七天			黄色

边喂奶边排便

新生儿可能一边喝奶，一边排便，这是因为奶水刺激胃肠道引起的胃肠反射，这是正常的生理现象，新手爸妈不用过分担心。

便稀不是腹泻

宝宝的大便稀并不一定是腹泻，因为宝宝的肠道消化吸收功能还未完善，随着宝宝长大，大便会变稠，次数也会减少，新手爸妈不用过分担心。

黄绿色过渡便

新生儿出生 48 小时后，会排出混着胎便的乳便，这是过渡便，一般呈黄绿色，待胎便排净后，宝宝的便便会转为黄色，妈妈不要胡乱猜想是否是宝宝没吃饱，或者是消化不良。

便秘要重视

如果宝宝持续便秘，会引起肛裂和便血，因此妈妈要对宝宝便秘引起重视，初步可以通过抚触的手段帮助宝宝排便。

留存便样

如果大便有异样，妈妈要注意收集大便，以便找医生进行化验确认。

晒

月嫂经验晒出来

新生儿多久尿一次

在出生时，新生儿的膀胱中已经有了少量尿液，所以，大部分的新生儿会在出生后 6 小时内排尿，开始尿量少，以后逐渐增多。

新生儿一般是在出生后 24 小时以内排尿。但是也有新生儿在 36 小时后排尿的情况。

一般出生后的前 4 天，1 天只排尿三四次，大约 1 周以后，随着进水量的增多，每天排尿 10~20 次，尿量也会有所增加。

人体排出尿量的多少因年龄不同差别很大，每天尿量的多少与液体的摄入量、气温的高低、食物的种类、活动量的大小及精神因素均有很大关系。

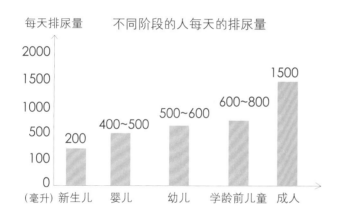

不同阶段的人每天的排尿量

新生儿每天排尿量为 200 毫升左右，婴儿 400~500 毫升。医学上把 1 岁的宝宝每天尿量少于 30 毫升称为无尿。出生不到 24 小时的新生儿，因进奶和水少而无尿为正常现象。

喂养不当的便便长这样

1. 粪便量少，次数多，呈黏液状，往往是因为喂养不足。

2. 大便中有大量泡沫，呈深棕色水样，带有明显酸味，说明宝宝摄入过多淀粉类食物，引起消化不良。

3. 大便如臭鸡蛋味，提示宝宝蛋白质摄入过量，或蛋白质消化不良。

排便次数不同

大便次数多少只是一个参考值，新手爸妈在观察宝宝大便时不要太教条，只要便便正常，宝宝也健康发育就没有问题。

无尿要警觉

一般宝宝在出生后 1 天内无尿是正常的，但无尿时间超过两天时，就要考虑是否泌尿系统畸形，应当及时就医。

正常的排尿

宝宝首次排尿，尿液呈砖红色，这与宝宝在子宫内吞食的羊水成分有关，是正常现象。

尿臊调整饮水

如果宝宝的小便突然变得有明显的臊味，通常是因为液体摄入量少了、排汗量大、气候炎热等，可尝试让宝宝适当增加饮水、饮奶量。如无明显改善，需要就医检查，排除患病可能。

观察排便习惯

新手爸妈要注意捕捉宝宝的大便信号，这样既方便计算宝宝一天大便的次数，也能及时给宝宝换干净的纸尿裤。

宝宝拉绿便便了

宝宝拉绿色大便一般是由于以下原因造成的，妈妈要注意对比，判断是何种原因造成宝宝拉绿色大便，并对症下药，选择适合宝宝的治疗方法。

病理性。宝宝在着凉、消化不良的情况下都有可能会出现溢奶、拉绿色大便的现象，如果有细菌感染，需要积极地治疗。如果化验情况正常，可能是宝宝消化不良或腹部受凉所致。

饥饿原因。在宝宝没吃饱的时候，宝宝因为饿而导致胃肠蠕动过快，使肠道中的胆红素尚未转换，就从大便中排出，便便就会变绿、稀。

消化问题。脂肪在消化过程中，消耗胆汁较少，多余的胆汁则从大便中排出，使大便呈绿色。如果妈妈认为宝宝吃得很多，那就是消化不良，可以给宝宝吃些益生菌。

铁质不吸收。吃含有铁质奶粉的宝宝，若不能完全吸收奶粉中的铁质，则大便呈黄绿色，大便中的白色颗粒较大，且较容易有臭味。

宝宝大便带血是怎么回事

遇上宝宝大便带血的情况，妈妈不要慌乱，先初步判断宝宝大便出血的原因，再做下一步的处理。如果宝宝便血量少，且进食和睡眠正常，新手爸妈不用太过紧张。如果新手爸妈无法判断是什么原因引起的血便，最好还是尽快去医院检查一下。

大便带血的原因

痢疾：包括细菌性痢疾和阿米巴痢疾，有发热、大便次数增多、里急后重、便中混有新鲜血液及黏液等症状。

出血性小肠炎：发热、腹痛、呕吐、大便次数增多并带有黏液、血液。

肠套叠：宝宝阵发性哭闹，反复呕吐、腹胀，大便为果酱样，腹部可摸到肿块。

根据出血量的多少判断

潜血：少许消化道出血，肉眼看不到或不能分辨，需通过化验才能判定。

少量便血：仅仅从肛门排少许血便，或纸尿裤、尿布沾染少量血便。

大量便血：短期内大量便血，24小时内出血超过全身总血容量的15%~25%。

根据出血颜色判断

新鲜血便：颜色鲜红，多数为接近肛门部位出血和急性大量出血。

陈旧血便：颜色暗红，混有血凝块，多为距离肛门较远部位的肠道出血。

果酱样血便：颜色暗红，混有黏液，是典型小儿急性肠套叠的表现。

黑血便：为小肠或胃的缓慢出血。

宝宝大便有"奶瓣"应分情况处理

宝宝大便中有白色小块，俗称"奶瓣"，3个月以内的宝宝大便中有奶瓣是十分常见的现象，这与他本身消化系统发育不完善有关。当然，饮食也是一个原因，分两种情况，一种是母乳喂养，一种是人工喂养。

母乳喂养

母乳喂养出现"奶瓣"原因：吃母乳的宝宝可能和妈妈的饮食喜好有一定的关联，也和宝宝消化道发育不完善有关。

护理方法：妈妈饮食不要过于油腻，摄入蛋白质不要太多，妈妈不要补钙过量，也要注意宝宝腹部保暖，若宝宝身高体重增长正常，妈妈就不用过于担心，平时给宝宝适当补充白开水，喂完奶后给宝宝进行腹部按摩，养成定时排便的习惯，必要时在医生指导下给宝宝吃点益生菌。

人工喂养

人工喂养出现"奶瓣"原因：是由于部分脂肪皂化后，与多余的钙相结合形成的，部分未吸收的物质就会形成"奶块"样东西，称蛋白块或脂肪球，这是正常情况。因为宝宝消化能力弱，所以冲调奶粉一定要按照比例冲调，浓度不能太高，按照正确方法转奶，可以按照少量多餐的方法给宝宝进行改善。

护理方法：建议妈妈两餐奶中间给宝宝适当补水，喂奶后半小时可以进行腹部按摩，也要观察一下宝宝是否有缺钙的症状，必要时在医生指导下给宝宝补充钙剂。

如果宝宝一直以来不管是喝母乳还是喝奶粉都有奶瓣，而且宝宝身高体重都达标，精神各方面都好，那就不要太担心，一般情况都是正常的，等宝宝大一点，消化系统发育完善一些后自然就不会有奶瓣了，若实在不放心，可以带宝宝去看医生。

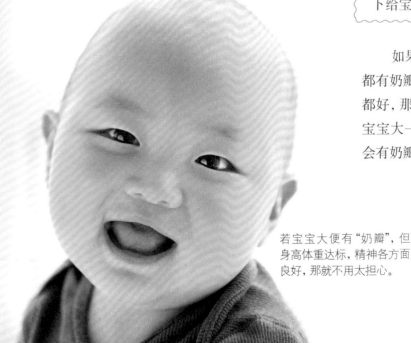

若宝宝大便有"奶瓣"，但身高体重达标，精神各方面良好，那就不用太担心。

4种常见问题便便护理方式

泡沫状便

大便稀，大便中有大量泡沫，带有明显酸味。

护理方式：未添加辅食前的宝宝出现黄色泡沫便，表明宝宝消化不良，建议妈妈保持清淡饮食，不吃难消化的食物，如黄豆、芋头等。已经开始添加辅食的宝宝出现棕色泡沫便，则是食物中含淀粉过多所致，如米糊、烂面条等，宝宝胃肠对食物中的糖类不消化所引起的，减少或停止食用这些食物即可。

蛋花汤样大便

每天大便5~10次，含有较多未消化的奶块，一般无黏液。

护理方式：多见于喝奶粉的宝宝。若为母乳喂养则应继续，不必改变喂养方式、减少奶量及次数，一般能自然恢复正常。如为混合喂养或人工喂养，需适当调整饮食结构。可在奶粉里多加一些水将奶粉调配得稀些。如果两三天大便仍不正常，则应请医生诊治。

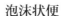

臭鸡蛋便

大便闻起来像臭鸡蛋一样。

护理方式：这是提示宝宝蛋白质摄入过量，或蛋白质消化不良。应注意配方奶浓度是否过高，进食是否过量，可适当稀释奶粉或限制奶量一两天。如果已经给宝宝添加辅食，可以考虑暂时停止添加此类辅食，等宝宝大便恢复正常后再逐步添加。

油性大便

大便呈淡黄色，液状，量多，像油一样发亮，在尿布上或便盆中如油珠一样可以滚动。

护理方式：这表示食物中脂肪过多，多见于人工喂养的宝宝，需要适当增加糖分或暂时改食用低脂奶等，但要注意，低脂奶不能作为正常饮食长期食用。

出现以下3种便便需要就医

灰白便

宝宝从出生拉的就是灰白色或陶土色大便，一直没有黄色，但小便呈黄色，这时就应尽快就医，很有可能是先天性胆道梗阻所致。延误诊断和治疗会导致永久性肝脏损伤。

豆腐渣便

大便稀，呈黄绿色且带有黏液，有时呈豆腐渣样。这种便便可能是患有霉菌性肠炎，宝宝同时还会患有鹅口疮，如果宝宝有上述的症状，需到医院就诊。

水便分离

粪便中水分增多，水与粪便分离，呈汤样，且排便的次数和量有所增多，容易引起宝宝脱水或电解质紊乱，应立即带宝宝到医院就诊，并应注意宝宝用具的消毒。

尿布还是纸尿裤

宝宝从出生到能够大小便自理，一直有尿布陪伴。老一辈人喜欢给宝宝用棉尿布，舒服还省钱，而新一代妈妈则喜欢用纸尿裤，方便、省心。究竟是用棉尿布好，还是用纸尿裤好呢？

尿布 PK 纸尿裤

关于是用纸尿裤好还是纯棉尿布好的问题，一直都存有争议，有些家庭觉得月嫂故意给宝宝用纸尿裤，是因为懒得洗尿布，其实不是这样的。

宝宝用纸尿裤，能睡得更踏实些，毕竟新生儿大多数时间都在睡觉，让宝宝睡得更好，长得更快，这才是最重要的。有的家庭会选择白天的时候用棉尿布，晚上用纸尿裤，这种方法也很不错，经济又实用。

纸尿裤的选购要点

市场上的纸尿裤有多种类型，很多妈妈不知道挑选什么类型的最适合自己的宝宝。其实不难，关键还是要挑选透气性好、松紧适度、经济又实惠的纸尿裤产品。

透气。如果不是透气外层，则宝宝尿后的尿液存在纸尿裤中，分解后产生氨，极易造成红屁股。

松紧适宜。有的纸尿裤在两边用了很紧的橡皮筋，只穿一会儿宝宝的大腿根处就被橡皮筋勒得发红，要慎重选择这种纸尿裤。

价格与实用结合。有些产品虽然价格稍贵但是吸水量大，消耗量相对较少，仔细算来也许更经济实惠；如果要避免"红屁股"而经常更换，那么价格便宜的纸尿裤更实用。妈妈可以根据需要，在白天选择后一类产品，夜间选择前一类产品，搭配使用。

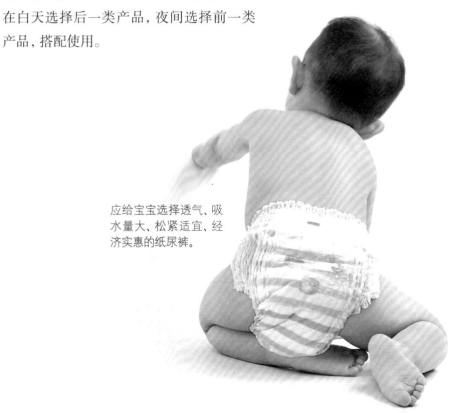

应给宝宝选择透气、吸水量大、松紧适宜、经济实惠的纸尿裤。

可以在白天给宝宝用纯棉尿布，晚上用纸尿裤。

何时该给宝宝换纸尿裤了

宝宝大便后需要马上更换纸尿裤，而小便则可以两三个小时换一次，每次宝宝便后都会以自己的方式告诉妈妈，大多时候是啼哭，所以宝宝啼哭时，妈妈们就要留心注意是不是纸尿裤应该更换了。

妈妈可千万不要因为没有尿湿而不换，因为细菌的滋生是多方面的。经过一段时间就要为宝宝更换纸尿裤，一般 4 个小时就要换一次。可不能为了省时省力而因小失大，危害到宝宝的健康。

另外，如果宝宝多喝水，那么他的尿量就多，这时就得多注意纸尿裤是否鼓胀，如果是，就应该马上更换。

月龄不同，纸尿裤的更换频率也不同

新生儿时期，由于宝宝的膀胱未发育完全，不能将小便在体内存留很久，所以纸尿裤更换次数会多些，一般 24 小时内更换纸尿裤的次数可达 10 次之多，每次喂奶前后、宝宝大便后、睡觉前均需更换纸尿裤。

婴幼儿时期，白天可以 3 小时换一次，大一点时可以 4~6 小时换一次，晚上可以一夜换 2 次或是 1 次即可。

另外，纸尿裤的型号大小也要随着宝宝的月龄和体重的变化而及时更换。现在市面上很多纸尿裤的型号大小都标注有宝宝的体重适用

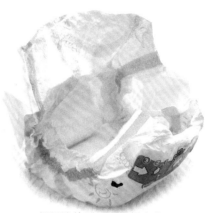

纸尿裤的型号应根据宝宝的月龄和体重变化及时更换。

范围，妈妈可以根据这个范围和自己宝宝的实际情况来选择。

除此之外，纸尿裤也不是通用的，也是有男女之分的，因此在选购时一定要看清是适用于男宝宝还是女宝宝。

尿布淘汰准则	**纸巾不是尿布**	**选择纸尿裤**	**纸尿裤不过紧**	**多备尿布**
不要选择易掉色的布料做尿布，并且应及时丢弃变硬、吸水性差的尿布。	尿布或纸尿裤不可以被家用卫生纸或纸巾代替，因为家用卫生纸、纸巾的工艺较粗糙，还会有漂白剂等化学物质，可能会刺激到宝宝皮肤。	纸尿裤不用选最贵的，只要纸尿裤吸湿性、透气性好，不闷热，触感舒服即可。	选用纸尿裤时要检查其两侧的松紧度，避免太紧伤害到宝宝的腿部皮肤。而且随着宝宝的成长和体重的增加，应当及时更换纸尿裤的型号。	新生儿尿液浓缩程度低，排尿次数较多，因此，新手爸妈要多备尿布，以便换洗。

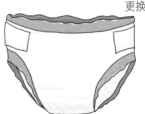

晒

月嫂经验晒出来

如何给新生儿洗尿布

使用传统尿布时，清洗与消毒是非常重要的。

新生儿每天用的尿布很多，可每天集中清洗几次。

如果尿布上只是尿湿，可以将尿布用清水浸泡，然后进行清洗。如果是大便，则需要先将大便清除干净，用宝宝专用的肥皂清洗，然后再用清水冲洗干净。

清洗干净的尿布要消毒。可以将洗干净的尿布集中用沸水烫一下晾干，也可以将洗好的尿布放在阳光下暴晒。

给宝宝洗尿布时，注意尽量少用碱性太强的去污剂。不管用什么洗涤，都要冲洗干净，以免刺激新生儿的皮肤。

纸尿裤处理很简单

如果是在家里，完全可以在换纸尿裤的时候，把换下来的纸尿裤卷起来，用纸尿裤原有的粘胶粘好，然后用塑料袋将其包起来，再扔进有盖的垃圾桶里，这样，味道就不会再弥漫整个屋子了。并且，家里的垃圾桶最好半天拿出去倒一次，这样可避免细菌的蔓延，也保证了家里环境的洁净。给宝宝一个干净的环境是保证宝宝健康成长的前提。

如果是在外面郊游，妈妈也可以采取用塑料袋包裹的措施，如果有报纸，也可以用报纸包起来，等到了有垃圾桶的地方，再扔进垃圾桶里也不迟。

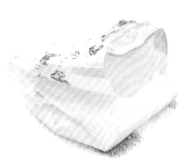

换下的纸尿裤应先进行包裹，再扔进垃圾箱。

晒

月嫂经验晒出来

尿布也要勤换

如果妈妈给宝宝使用尿布，那么应注意清洁卫生，不要长时间不更换尿布。

漏尿是没穿好

宝宝穿纸尿裤漏尿的情况不少见，却不一定是选错了纸尿裤，可能是大腿处没有穿好，在帮宝宝穿好纸尿裤后，大腿根的防漏边也应拉出整平整。

好纸尿裤标准

纸尿裤好用的标准是舒适合身、吸收量大、干爽不回渗、透气不闷热。不知道如何选纸尿裤的妈妈可以根据这几个原则来挑选适合自己宝宝的纸尿裤。

选大品牌产品

目前大部分品牌纸尿裤表层都是选用无纺布为主要原料，纸尿裤透气性的好坏，主要是看无纺布的质量，高质量的纸尿裤能更好地保护宝宝的皮肤，降低过敏和出尿布疹的概率。

轻薄贴身

宝宝的纸尿裤要选轻薄贴身的，这样不会因纸尿裤太厚、太紧对宝宝的身体造成压迫。

纸尿裤对男宝宝无害

有些新手爸妈觉得男宝宝穿纸尿裤会造成成年后不育，其实穿纸尿裤对男宝宝无害。还有些新手爸妈担心纸尿裤包裹会影响阴囊温度，其实无论是使用尿布还是纸尿裤，都会提高阴囊内的温度，但到目前为止还没有证据说明使用纸尿裤与男性不育有关。而且，男宝宝在使用纸尿裤时，阴囊内还没有精子形成。正确使用纸尿裤，是不会对青春期的生殖健康产生不良影响的。

穿尿布、纸尿裤后红臀怎么办

穿尿布或纸尿裤后，宝宝的小屁屁有点红，妈妈可按以下方法来护理，对宝宝红臀有缓解作用。

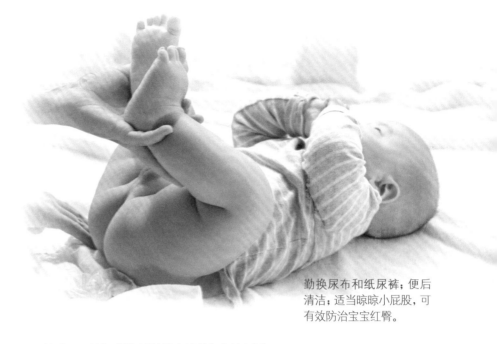

勤换尿布和纸尿裤；便后清洁；适当晾晾小屁股，可有效防治宝宝红臀。

首先，还是要做到勤换纸尿裤或棉尿布。

其次，宝宝大便后或换尿布时，用温开水或4%的硼酸水洗小屁屁，再用棉布轻轻拭干，不要擦。平时清洗时也不要用肥皂给宝宝洗屁屁，洗完后擦上爽身粉或抹点护臀油。

另外，在不冻着宝宝的前提下，尽量让宝宝的小屁屁暴露在空气中，不要总是包着尿布或纸尿裤。这样，宝宝的红臀一般是可以慢慢恢复正常的。

宁稍大勿偏小	不会变 O 形腿	分性别纸尿裤	冬季穿纸尿裤	不穿开裆裤
如果给女宝宝用的纸尿裤偏小偏紧，会使私处温度升高、不透气，细菌易大量繁殖，甚至污染宝宝的外阴、尿道口等部位，因此给女宝宝选纸尿裤宁稍大勿偏小。	很多新手爸妈担心宝宝穿纸尿裤会变 O 形腿，其实导致宝宝 O 形腿是缺钙、磷等营养素，或是某种疾病、外伤引起的，单纯穿纸尿裤不会导致宝宝长成 O 形腿。	市售的纸尿裤有区分男宝宝和女宝宝的品牌，区分性别的纸尿裤会设计出不同的吸收区域，比如男宝宝的吸收区域在前面，女宝宝的在后面。新手爸妈可根据情况进行选择。	冬季适合给宝宝穿纸尿裤，纸尿裤吸量大，在寒冷的冬季，可以稍微减少更换纸尿裤的次数，降低宝宝受凉感冒的风险，不过也不应超过 4 小时不换。	有些家长觉得纸尿裤、尿布都会捂着宝宝的小屁股，就打算给宝宝穿开裆裤，但新生儿不适合穿开裆裤，因为开裆裤无法保护宝宝的肚子和屁股。也更容易使未愈合的脐带感染。

及时更换纸尿裤：现在大多数纸尿裤都有尿湿显色条，如果显色条变颜色了，要赶紧给宝宝更换纸尿裤。

擦洗臀部要到位：擦女宝宝的臀部应由前向后擦；男宝宝睾丸下面要清洁到位，擦净后再用清水清洗。

擦拭力度要适当：宝宝大便次数多，每天擦屁股的次数也多。如果新手爸妈为了帮宝宝擦干净而太用力，或者反复来回擦拭，反而会损伤宝宝的皮肤。

屁股干爽后再穿纸尿裤：清理完宝宝的小屁屁后，应尽量让小屁屁在空气中晾一会儿，干爽后再为宝宝穿纸尿裤。

手把手教你给宝宝换纸尿裤

纸尿裤在新手父母眼里完全是陌生的，有的新手爸妈根本不知道该怎样给宝宝穿，有的倒是给宝宝穿上了，却穿反了。给宝宝更换纸尿裤，对于新手爸妈来说，真的不是一个简单的活，下面就教新手爸妈给宝宝换纸尿裤的方法，别着急，一定会越来越熟练的。

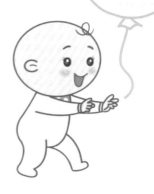

长时间包裹着纸尿裤容易出现红臀，妈妈要经常更换纸尿裤，还要注意保持宝宝臀部的干爽。

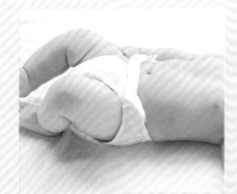

1 先在宝宝屁股下面放个一次性尿垫，以免弄脏床单。把脏纸尿裤的腰贴打开并折叠，以免粘住宝宝的腰部皮肤。

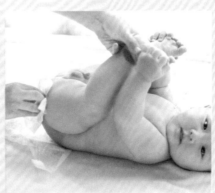

2 把脏纸尿裤的前片拉下来。一只手抓住宝宝的两个脚踝，轻轻上抬，另一只手用婴儿专用纸巾把便便或小便擦掉。

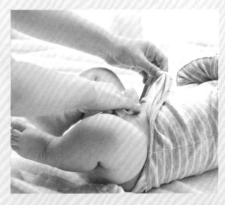

3 撤出脏的纸尿裤，然后，用婴儿湿巾、湿棉布或湿纱布把宝宝小屁屁擦干净。

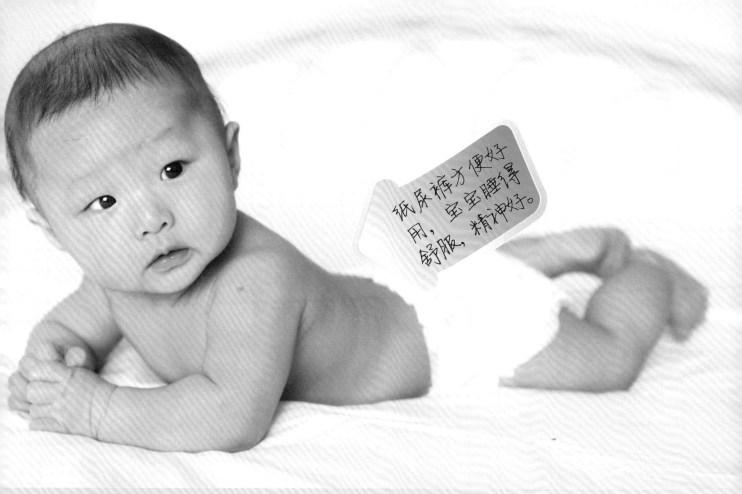

纸尿裤才使好用，宝宝睡得舒服，精神好。

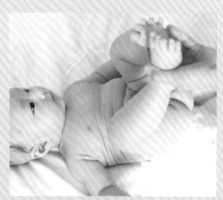

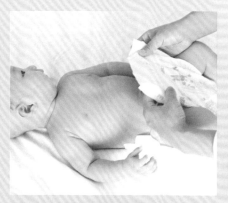

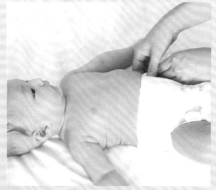

4 洗净双手，将床单铺在床上，然后轻轻将宝宝放在床单上，铺开纸尿裤，放到宝宝小屁屁下面。

5 将纸尿裤提到两腿间撑平，不要揉在一起。注意不要太用力，以免压到宝宝的肚子，导致宝宝吐奶或者难受。

6 合上两侧，把纸尿裤两侧的胶带粘上。注意不要粘得太紧，否则会勒到宝宝软软的腹部，最好保持能留 2 根手指的空间。

五星月嫂细数宝宝大小便常见误区

用纸尿裤还是用尿布？到底该不该训练宝宝排大小便？什么样的大便是正常的？五星月嫂一一告诉你，带你远离不科学的育儿方法，让新手爸妈轻松应对宝宝的大小便。

⚠ 月子里就开始把屎把尿

过早地训练宝宝控制大小便是一件既不符合生理发育又没有效果的事情。而且过早训练大小便对宝宝不利，宝宝的自尊心会因此受到伤害，不利于早期亲子关系的建立；易使宝宝出现反感情绪，拒绝排便可能导致便秘的发生；而过于频繁地把尿可能会造成宝宝尿频；过长时间让宝宝控便，还会增加脱肛的危险。

⚠ 随时都可以开始训练大小便

3 个月后

大部分医生建议，3 个月后再慢慢给宝宝进行把大小便训练。3 个月以后，宝宝的大小便开始变得规律起来：一般每天大便三四次，小便 10 次左右。妈妈可以顺势培养宝宝定时排便的习惯。这样不仅减少妈妈换洗尿布的麻烦，还可以使宝宝的胃肠活动逐渐形成规律，能够锻炼宝宝括约肌的收缩功能和膀胱的储存功能，有利于宝宝的健康成长。

满月后

也有很多医生建议，满月后就可以给宝宝把大小便了。因为这个时候，宝宝的生活习惯还没有定型，不会进行反抗，只要妈妈引导得当，再加以适当的刺激，良好的排便习惯很容易就养成了。

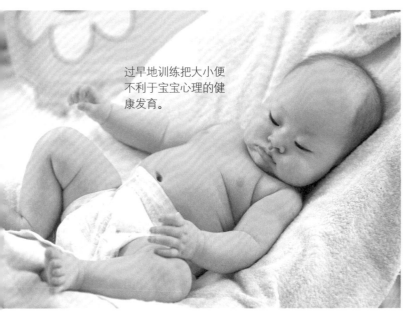

过早地训练把大小便不利于宝宝心理的健康发育。

特别提醒

无论是满月后还是 3 个月后开始把大小便，妈妈一定要注意，每次把大小便的时间不要太长，宝宝不愿意大小便时，就不要勉强，一定要循序渐进，逐渐形成良好的排便习惯。

⚠ 宝宝便次减少是便秘了

宝宝的大便变得很稀，以前便次较多的宝宝逐渐减少了便次，慢慢变成每天大便1次，甚至四五天都不大便，小肚子鼓鼓的，还总爱放屁。这时，新手爸妈就要观察宝宝的排便情况，如果宝宝排便时无痛苦表现，大便无硬结，这就很可能是宝宝"攒肚"了。

宝宝"攒肚"是因为对母乳的消化、吸收能力逐渐提高，每天产生的食物残渣很少，不足以刺激直肠形成排便，最终导致了这种现象。这是一种正常的生理现象，新手爸妈不必过于担心。

如果宝宝大便次数减少，而且宝宝排便费力，大便干结，才是便秘的症状，这时需要父母为宝宝进行腹部按摩，以帮助宝宝恢复正常排便。

1.用手指轻轻摩擦宝宝的腹部，以肚脐为中心，由左向右旋转摩擦，按摩10次休息5分钟，再按摩10次，反复进行3回。

2.宝宝仰卧，抓住宝宝双腿做屈伸运动，即伸一下屈一下，共10次，然后单腿屈伸10次。帮助宝宝肠蠕动，有利于大便排出。

⚠ 宝宝的大便也臭

新生儿的胎便不臭，但经过母乳喂养的宝宝，大便就开始有酸臭味了，而人工喂养的宝宝大便较臭，但还不及成人大便臭。添加辅食后，大便中的细菌便与成人相同，臭气有所加重，与成人大便相似。一般正常情况下，肠道细菌分解食物残渣会产生具有一定臭味的物质，但不太重。如果婴儿大便臭气过重或放难闻的臭屁，则可能为病态。

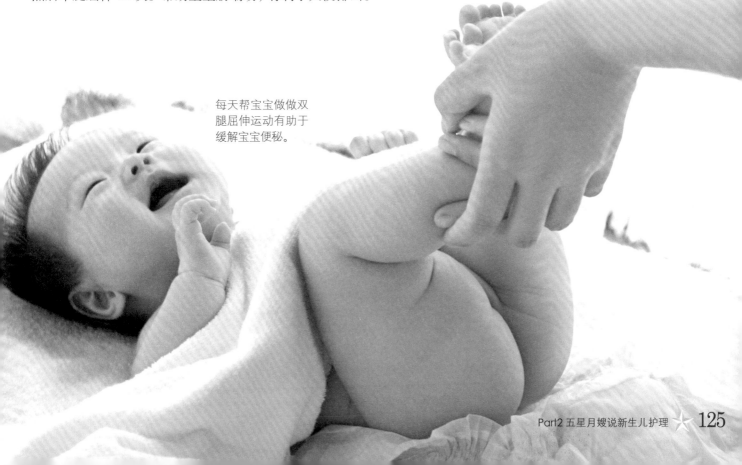

每天帮宝宝做做双腿屈伸运动有助于缓解宝宝便秘。

⚠ 宝宝胎便黏稠可能是生病了

不少新手爸妈会发现，粘上胎便的棉尿布很难彻底清洗干净，觉得宝宝的胎便过于黏稠了，可能是宝宝生病了，其实并非如此，正常的胎便是较为黏稠的。新手爸妈不用太担心，在新生儿头几天排胎便时，最好用一次性尿布或纸尿裤，如果坚持想用棉尿布，粘上胎便后，直接扔掉就好了。

⚠ 宝宝便秘可以喂香蕉缓解

出现消化不良、便秘等情况，多见于喝配方奶的宝宝。此时妈妈不要盲目喂香蕉促排便，可以将奶粉调配得适当稀一点，宝宝能吃多少就吃多少，两次喂奶间可以喂点温开水。妈妈还可以定时给宝宝做腹部按摩，促进宝宝肠道蠕动和大便排出。4个月内的宝宝可千万不要喂香蕉，宝宝柔嫩的肠胃还适应不了这些食物。

⚠ 宝宝拉绿便便可适量喂药

母乳喂养的宝宝拉绿色大便，妈妈先别急，先用排除法查找原因。看宝宝是不是着凉了，再来判断是不是妈妈自己最近的饮食过于油腻导致母乳里的脂肪颗粒大，从而引起宝宝消化不良了，如果这两项都不是，那可能是宝宝没有吃饱而拉出绿色的饥饿型大便。

找到原因后做出相应调整，渐渐地宝宝就能正常大便了，不要盲目给宝宝喂枯草杆菌二联活菌颗粒（即妈咪爱），这是不对的，如果自己无法判断，应带宝宝就医，听从医生的建议。

4个月内的宝宝出现便秘时，千万不要喂香蕉。

⚠ 大小便后，擦擦就可以了

对宝宝来说，私处是需要妈妈们细心呵护的地方，因为年纪小，免疫力差，很多疾病都是因为不注意私处卫生导致的。宝宝大小便后可不是随便擦擦就可以了。

应当用干净柔软的纸巾或儿童专用湿巾，不要用暴露太久、没有包装的卫生纸去擦宝宝的私处，而且选用纸巾时应选择无屑的，避免纸屑误入宝宝私处引起不适或感染。擦净后还应用温水清洗干净。

⚠ 不论何时都给宝宝用纸尿裤

纸尿裤虽然很方便，但并不是什么时候都适合使用的，尤其在炎热的夏季，就最好少用纸尿裤，尤其不能连续长时间使用纸尿裤。夏季宝宝爱出汗，而且纸尿裤的透气性相对来说不是很好。如果汗液清洗不及时，宝宝的屁股和大腿内侧很容易被捂出痱子，同时宝宝也会觉得不舒服。

在夏季，妈妈可以用相对较为透气的尿布，也可以时常亮出宝宝的屁股，让它透透气。

⚠ 红臀后，各种药膏一起抹

宝宝一旦出现了红臀，新手爸妈的亲朋好友们就会推荐好几种口碑较好的药膏，让新手爸妈多尝试，如果一种不管用了，就换另一种，总有能够有效果的。这种观点并不正确，频繁地多次更换药膏反而会刺激宝宝的皮肤，导致红臀恶化。

最好使用一种管用的药膏，不要随意更换。如果药膏不起作用，也要停用 2 天左右再尝试新的。

⚠ 用湿巾擦屁屁预防红臀反复

湿巾是非常方便卫生的护理用品，但是当宝宝发生红臀后应尽量避免使用湿巾。因为湿巾中的化学物质可能刺激宝宝的皮肤，使之更加敏感，加重红臀，甚至会导致红臀反复。宝宝红臀后最好用清水清洗，然后用柔软的干布拭干，让宝宝的屁屁保持干爽。

⚠ 宝宝还小不会腹泻

不少妈妈心存这样的疑虑：宝宝这么小，怎么会腹泻呢？其实宝宝也会腹泻，这是由于宝宝消化功能尚未发育完善，宝宝在胎内是母体供给营养，出生后需独立摄取、消化、吸收营养，消化道的负担明显加重，在一些外因的影响下很容易引起腹泻。当宝宝发生腹泻时，应该先找找原因，然后对症采取治疗措施。

如果宝宝腹泻次数较多，大便性质改变，或宝宝两眼凹陷有脱水现象时，应立即送医院诊治。根据医生安排，合理掌握母乳的哺喂。

宝宝腹泻还可能是病毒感染（比如胃肠炎）或细菌感染引起的，也有可能是在治疗期间使用抗生素导致腹泻，还有可能是牛奶过敏等原因造成的，对于这些原因造成的腹泻，必须立即去医院诊治。

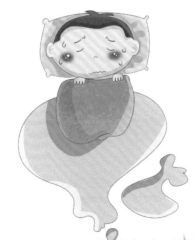

除了吃，就是睡

宝宝就是睡得多

✿ 宝宝每天基本都在睡，能睡 18~20 个小时。

✿ 宝宝睡那么久，浅睡眠和深睡眠各占 50%。

✿ 随时关注宝宝的睡姿，可以时常帮助宝宝换个姿势睡觉。

✿ 不要过多干扰宝宝的睡眠，但也不需要让宝宝在完全安静的环境下睡觉。

✿ 宝宝睡得少，也不要强迫宝宝入睡，宝宝有自己的生物钟，只要健康发育，就不用担心。

✿ 宝宝睡觉时不要开灯，否则容易影响到宝宝的睡眠质量。

不要纵容宝宝睡觉的不良习惯

✿ 新手爸妈从一开始就不要给宝宝养成抱睡、摇晃哄睡的不良习惯。

✿ 要及时纠正宝宝的不良习惯，如含着乳头睡觉。

✿ 宝宝出现昼夜颠倒情况，新手爸妈要及时调整，才能让一家人都得到很好的休息。

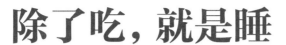

睡好觉，
长得好！

保证宝宝优质的睡眠质量是确保宝宝正常发育的重要途径，妈妈要尽力让宝宝科学、健康地睡觉，对于不良的睡眠习惯，要及时纠正。

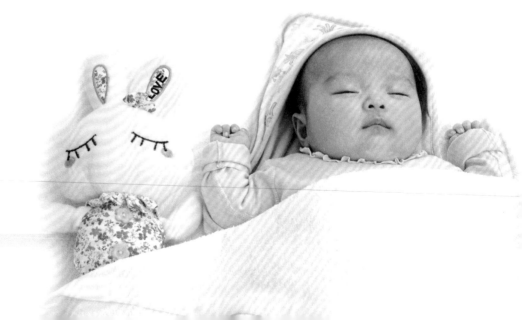

月嫂汇总：宝宝睡眠速查小词典

浅睡眠是一种睡眠状态，与深睡眠交替反复进行，直到宝宝醒来。在浅眠期间，宝宝会有微笑、皱眉、吸吮等动作。

浅睡眠

在深睡眠期间，宝宝的大脑皮层细胞得到充分休息，对宝宝健康发育和稳定情绪、平衡心态、恢复精力都有很重要的作用。

深睡眠

刚出生的宝宝还无法分辨白天和夜晚，经常出现白天睡觉晚上起来玩耍的情况，即昼夜颠倒。这种情况会导致家人得不到休息，也不利于宝宝的生长发育，应尽快予以纠正。

昼夜颠倒

夜啼是指宝宝白天表现良好，到晚上就啼哭吵闹不止，多见于新生儿及6个月内的宝宝。长时间夜啼可能会影响宝宝的健康发育，新手爸妈应及时纠正。

夜啼

惊跳是宝宝在睡眠中出现突然手脚掣动现象或接收外界刺激后出现强烈反应的生理性表现，多是因为新生儿神经系统尚未发育完全引起的，新手爸妈不用担心，惊跳情况会随着宝宝长大而慢慢消失。

惊跳

婴儿睡袋是为了防止婴儿睡觉蹬被而使用的包裹婴儿身体的睡眠用品，睡袋可以给宝宝提供温暖、舒适的睡眠环境，而且也能让新手爸妈不用担心宝宝受凉生病。

睡袋

怎么老是呼呼大睡

很多刚出生的宝宝除了吃奶，一整天几乎都在睡觉。这是因为睡眠是宝宝生活中最重要的一部分，新生儿时期更是如此。宝宝可能只有饿了，想吃奶时才会醒过来哭闹一会儿，吃饱后又会安然地睡着。

宝宝睡多久才正常

睡眠是新生儿生活中最重要的一部分，宝宝基本上在吃饱奶后就会睡觉，新手爸妈不要担心宝宝睡得太多不好，因为良好的睡眠有利于宝宝的生长发育。一般情况下，新生儿每天睡 18~20 个小时。到两三个月时会缩短到 16~18 小时，4~9 个月缩短到 15~16 小时。随着月龄的增长和身体的发育，宝宝玩耍的时间会慢慢加长，所以睡觉的时间也开始慢慢缩短。

尽量不要抱着宝宝睡

宝宝初到人间，需要父母的爱抚，但宝宝也需要培养良好的睡眠习惯。抱着宝宝睡觉，既会影响宝宝的睡眠质量，还会影响宝宝的新陈代谢。另外，产后妈妈的身体也需要恢复，抱着宝宝睡觉，妈妈也得不到充分的睡眠和休息。所以，宝宝睡觉时，要让他独立舒适地躺在床上，自然入睡，尽量避免抱着睡。

跟妈妈睡还是单独睡

现代亲密育儿法提倡母婴同室。宝宝从一出生就要和妈妈待在一起，要充分进行肌肤接触。蒙台梭利的教育理念就说，童年宝宝的智慧都是通过父母对其身体的触摸获得的。所以，家人一定不要吝啬你的抚摸和拥抱。

宝宝最喜欢妈妈身上熟悉的味道，所以，妈妈也要多抚摸、拥抱宝宝。尤其是在晚上，最好跟宝宝一起睡，这样方便晚上哺乳，而且如果宝宝晚上醒来，看到妈妈在身边，感受到妈妈熟悉的气息，会很快入睡。

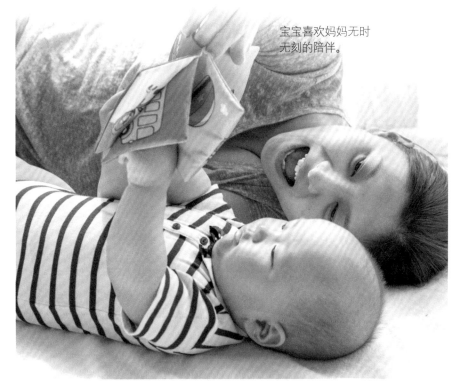

宝宝喜欢妈妈无时无刻的陪伴。

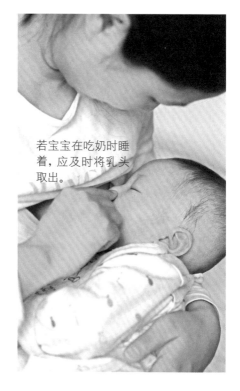

若宝宝在吃奶时睡着，应及时将乳头取出。

不要让宝宝含着乳头睡觉

有些宝宝睡觉前要吃奶，不吃奶就哭闹不睡，吃上奶后就睡着了，还有些宝宝半夜饿醒后，妈妈喂奶时又睡着了，这时妈妈可千万不要让宝宝含着乳头睡一整夜。含着乳头或奶嘴睡会影响宝宝牙床的正常发育及口腔清洁卫生，同时含着乳头或奶嘴睡容易呼吸不畅，导致睡眠质量下降，甚至可能引发窒息。

另一方面，让宝宝含着乳头睡会养成宝宝不良的吃奶习惯，不仅不利于其对营养的消化吸收，还会影响睡眠质量，影响宝宝的正常发育。

睡出漂亮头形

新生儿时期是宝宝头形的黄金塑形期，因为在这个时期，宝宝的头颅骨质地比较软，有一定的可塑性。要想让宝宝有个完美头形，在此时期就要注意宝宝的睡姿，最好经常变换宝宝的睡姿。头形的好看与否固然对外貌有一定影响，但优质的睡眠更为重要，这是宝宝健康成长的基础。因此，如果宝宝非常喜欢一种睡姿，也不要贸然叫醒宝宝变换睡姿，一定要在保证宝宝舒适安稳睡觉的前提下来进行头形的调整，千万不要因小失大。

睡得好长得好	离宝宝近一些	宝宝也会做梦	特定的睡眠规律	偶尔打鼾没事
宝宝睡得好，有益于身体的生长发育，因此新手爸妈要注意给宝宝提供一个安全、舒适的睡眠环境。	如果给宝宝准备婴儿床，婴儿床最好离妈妈睡觉的地方近一些，因为这样能让宝宝更有安全感，睡得更香。	不是只有大人才会做梦，刚出生的宝宝也会做梦，可能宝宝梦着梦着就挥了挥手，这是正常的。多是在处于浅睡眠状态时才会做梦。	宝宝从出生开始就在寻找自己的生物钟，基本到了3个月后才会变得规律，因此，新手爸妈不要强求，宝宝有特定的睡眠规律。	有些宝宝会在睡梦中出现打鼾的情况，多是因为宝宝感冒引起的，感冒痊愈后，打鼾的情况会自动消失。但如果经常打鼾，最好到医院检查一下。

晒

月嫂经验晒出来

新生儿睡觉也会笑

因为宝宝的大脑皮层发育还不完善，一些神经通路还没有完全建立，还不能达到对机体的完全控制，尤其是睡眠状态下，所以宝宝在睡眠状态下出现微笑、肢体抽动等情况是很常见的现象，新手爸妈无需担心。

另外，宝宝出现微笑、皱眉等表情时，基本都处于浅睡眠状态，这种浅睡眠方式对宝宝是有好处的，因为这时宝宝可以进行做梦等思维活动，会对宝宝形成内在的刺激，增强宝宝大脑的发育。

宝宝出现惊跳，不要过分紧张

宝宝出现四肢、身体的无意识抖动，通常被称作惊跳。惊跳在新生儿时期是比较多见的，一般是生理性的，宝宝的神经系统还没有形成，等于神经系统冲动传导会有一个泛化现象，所以跟神经系统发育不成熟有关系。

在宝宝出现惊跳时，妈妈用手轻轻安抚宝宝身体或双手，让宝宝产生一种安全感，可以使他安静下来。生理性惊跳对大脑的发育没有影响，妈妈可以放心，因为生理性惊跳会随着宝宝月龄的增长、神经系统逐渐发育完善而逐渐消失，不需特殊处理。

另外一个原因，可能就是有疾病状态，比如宝宝缺钙，会使这种惊跳现象增加或者持续时间很长，这需要经过医生检查以后确定，如果宝宝月龄渐大，还会出现较长时间的惊跳，就要及时就医了。

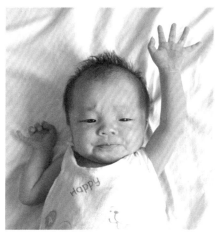

"有时我无意识的抖动是正常现象，妈妈不用担心。"

晒
月嫂经验晒出来

判断宝宝冷热

新手爸妈可以经常摸一摸宝宝的额头和脖子后面，判断宝宝是否觉得热或者冷。

用热水袋保暖

如果新手爸妈怕电褥子不安全或是觉得用电褥子宝宝容易上火，可以使用热水袋给宝宝保暖，用时最好用布包好，放在距宝宝脚 20~30 厘米处，以免烫到宝宝。

热水袋更适合给宝宝保暖。

垫汗巾护皮肤

夏天宝宝很容易出汗，在白天睡觉时，宝宝的后背容易出好多汗，既会让宝宝不舒服，又易导致皮肤出问题，这时可以给宝宝垫一个棉汗巾，帮助宝宝吸汗。

宝宝睡了，记得关空调

很多妈妈在夏天会开空调睡觉，但是室内温度降低了之后，尤其是宝宝睡着后，妈妈一定要将空调关掉或者将温度调高点。因为宝宝免疫能力比较弱，温度调节功能发育还不完善，所以，睡着之后，如果保持着很低的温度，会让宝宝患上感冒等疾病。

注意空调温度、风速。空调温度不要开得太低，使室内外温差不超过7℃，如果空调房内温度很低，长时间处在这样的环境中，不利于宝宝健康。气流速度维持在0.2米/秒（低速），高过这个风速会超过宝宝的承受能力。夜间千万不要让宝宝睡在风口下，尤其不要让风口对着宝宝的头部和足底，否则会引起感冒。

睡觉时最好给宝宝盖床单或空调被，尤其不要让宝宝的小脚裸露在外面，因为足底的穴位受凉后易引发高热。妈妈要不时摸一下宝宝的肌肤和手足，若过冷，则应调高空调的温度或者关掉空调。

一年四季，宝宝睡觉盖什么

春秋两季：室内温度在10~15℃时，要用被子盖好宝宝的全身，只露出头部，不要让手脚伸出被窝；室内温度在18~25℃时，可以让宝宝的小手露在被子外面。

夏季：用毛巾被盖好宝宝的腹部，避免着凉即可。

冬季：室内没有暖气设备，就要给宝宝用睡袋了。如果室内有暖气，可根据室内温度调整被子的厚度。

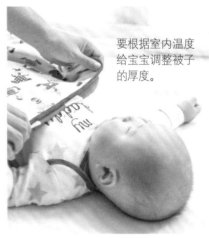

要根据室内温度给宝宝调整被子的厚度。

> ### 睡前清理床

把宝宝安全地放置在婴儿床上睡觉前，应收纳好婴儿床上的毯子及其他软的物品或小玩具，以降低窒息风险。

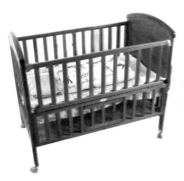

要提前整理好宝宝的床铺。

> ### 瞌睡就让他睡

宝宝不是一下就进入睡眠状态的，当宝宝出现眼睛半睁半闭的犯困、打瞌睡等情况时，就应让宝宝去睡，不要在意时间。

> ### 睡时呼吸不稳

有时候宝宝睡觉时会出现呼吸时快时慢的情况，其实新生儿呼吸本来就没有规律，这是正常的，等宝宝渐渐长大，就会有所好转了。

给宝宝选个好睡袋

选择一个适当的睡袋可以给宝宝提供一个舒适的生活环境，保暖性好，又不会被宝宝蹬开，而且也不会束缚宝宝的四肢，利于宝宝的触觉及身体的发育。给宝宝使用睡袋，妈妈省心，宝宝也更健康。那么，为了让宝宝能睡个好觉，怎样给宝宝选一款舒适、温暖的睡袋呢？

睡袋的材质

内层：内层的面料基本都是采用100%纯棉。这种面料既柔软又结实，可以直接接触宝宝的肌肤。

填充物：睡袋中层的填充物为100%纯棉，轻便且保暖，可整体洗涤不变形，羽绒和蚕丝材质的都不是宝宝睡袋的首选。

睡袋款式的选择

一般优选包被式的睡袋，这种睡袋也是非常顺手的小包被，包被式睡袋在领口的设计上会多出一块带拉链的长方形棉垫，将它拉起的时候就成了挡风的小帽子，展开后可做柔软的小枕头。睡袋的领口处经常会往里收一些，这样宝宝的颈部就不会进风受凉了。妈妈还要注意选下方封口的睡袋，否则如果宝宝不老实，小腿露出来很容易就把被子踢掉，会使宝宝受凉。开口设计为拉链的不容易被宝宝蹬开，是妈妈的首选。

纯棉、包被式的睡袋是宝宝的首选。

睡袋的薄厚

选择睡袋的时候一定要考虑自己所在地的气候，考虑自己的宝宝属于什么体质，再决定所买睡袋的薄厚。

睡袋的尺寸

给宝宝选择合身的睡袋才是最好的。而从经济角度来讲，可选择加长型的睡袋，它可以根据宝宝的个头做适当的调整，非常经济实用。

睡袋的数量

为宝宝准备2条就够用了。多数妈妈在晚上都愿意给宝宝穿纸尿裤，宝宝尿床的机会很少，所以有2条替换使用就可以了。

别让宝宝睡软床

有些新手爸妈会为宝宝准备一张十分柔软的床，或是将小床铺得软软的，以为只有睡在这样的床上，宝宝才能充分放松全身的肌肉，不仅会睡得安稳、踏实、舒服，而且在天凉时也很暖和。然而，这样做对宝宝的生长发育不利。

首先，宝宝处于生长发育之中，骨骼硬度较小，骨骼容易发生弯曲变形。如果长期睡软床，会由

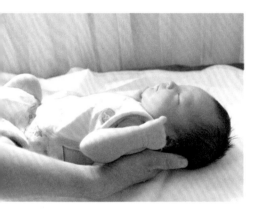

于睡觉时偏向一侧，造成脊柱凸向该侧形成畸形。

其次，在软床上睡觉，尤其是仰卧睡觉时，床垫因体重而下陷，脊柱的变形弯曲使韧带和关节负担加重，睡醒后往往会感觉腰部酸胀或疼痛。

另外，睡软床时让蒙头睡觉的概率增加。而在睡眠时，头脑如果处于缺氧的状态，会感到胸闷、气短、多梦、恶梦，睡眠质量自然就降低了。

因此，应尽量避免让宝宝睡软床。如果觉得睡硬板床不舒服，宝宝睡得不踏实，妈妈可在床面铺上一两层毯子。

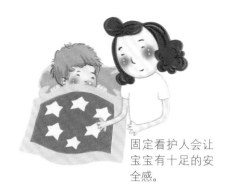

固定看护人会让宝宝有十足的安全感。

固定看护人，宝宝睡得更香

有些新手爸妈工作较为繁忙，照看宝宝的工作往往会由爷爷奶奶或者月嫂来代替。其实能够固定照看宝宝睡眠的人，对宝宝安然入睡和保证睡眠质量都有益处。因为宝宝会对哄他睡觉的人较为亲近，频繁更换照看他睡眠的人，会让宝宝难以建立信任与安全感。

宜自然入睡	抱胸睡得香	这样就睡够了	惊醒怎么办
最好能让宝宝逐渐形成自然入睡的习惯，自己进入睡眠状态，不要让宝宝习惯于将自己的入睡与妈妈哄睡、抱睡紧紧联系在一起。	将宝宝的手放在胸前，更贴近宝宝在妈妈肚子里的状态，也更能让宝宝有安全感，可使宝宝安然入睡。	宝宝睡醒后如果高兴地冲你笑笑，或哼哼地和你说话、手舞足蹈，则说明已睡够了，如果宝宝没有哭着要奶，就先陪宝宝玩一会。	如果宝宝醒来，突然尖叫或全身颤跳，继而大哭，面色发白，多是受到惊吓所致，这时妈妈应马上抱起宝宝，触摸他并轻轻晃拍全身进行安抚，让宝宝重新觉得安全。

晒

月嫂经验晒出来

不要固定睡姿：每一种睡姿都有它的优势，宝宝睡觉尽量不要每天都固定在一个姿势上，妈妈可以有意识地帮宝宝翻翻身，但尽量不要吵醒宝宝。

守在宝宝身边：宝宝睡觉时，妈妈最好能多在旁守护，让宝宝最好多以仰卧、侧卧姿势睡觉，以免发生危险。

左右侧位经常换：宝宝也有自己的睡眠习惯，可能只喜欢左侧卧或右侧卧的睡姿，妈妈最好经常帮助宝宝换位侧睡，以免造成宝宝偏头。

毛巾辅助调节睡姿：妈妈可以用干净的毛巾卷成卷状，放在宝宝的头或身侧，帮助宝宝调节睡姿，但应注意不要让毛巾堵住宝宝的口鼻。

宝宝的多样睡姿

宝宝的睡姿多种多样，常见的睡姿可以分为以下 6 种，宝宝对睡姿会有自己的喜好，只要这种睡姿对宝宝没有危害，新手爸妈可以让宝宝较长时间保持这种睡姿，但并不是说可以一成不变。新手爸妈一起来认识一下这些睡姿，一起了解一下各种睡姿的优缺点，及时给宝宝做出调整。

宝宝喜欢的睡姿多种多样，妈妈的守护会让宝宝睡得舒服、睡得安全。

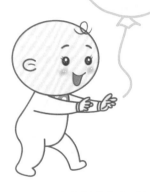

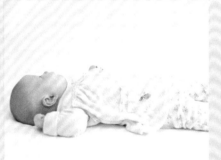

1 仰卧睡：宝宝面朝上躺着睡觉。仰卧时，宝宝四肢活动不受限制，可自由挥舞手脚而不受约束，因此会有较高的睡眠质量。

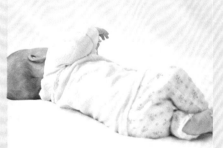

2 左侧卧睡：宝宝面朝左边，侧躺着睡觉，这种睡姿能使全身肌肉得到放松，从而提高睡眠时间和质量，但此姿势不容易维持太久。

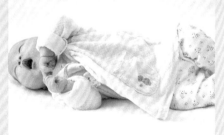

3 右侧卧睡：右侧卧睡觉可以避免心脏受压，减少宝宝打鼾的概率，也可预防宝宝吐奶，特别是刚吃完奶后，更应让宝宝右侧卧睡。

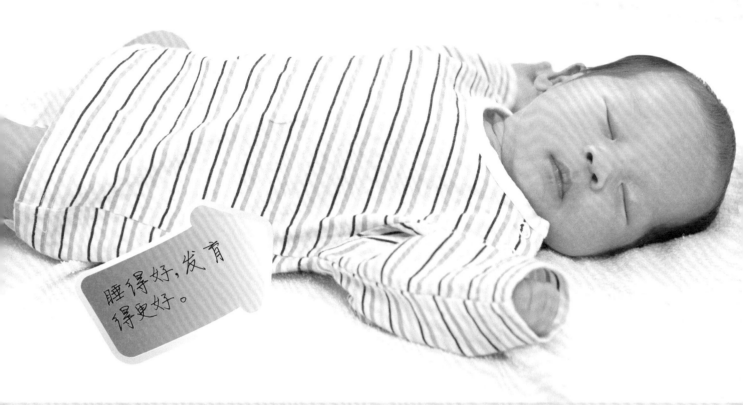

睡得好，发育
得更好。

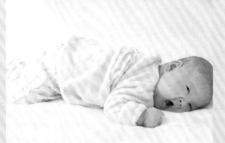

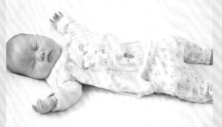

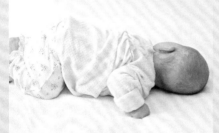

4 俯卧睡：宝宝后脑勺朝上趴着睡，是适合新生儿的睡姿，能促进呼吸系统的发育，但容易造成窒息，一定要有人看护。

5 四肢伸展仰卧：宝宝面朝上，四肢完全伸展着睡觉。这种姿势，宝宝四肢处于完全放松状态，睡眠质量较高。

6 撅屁股趴着睡：宝宝后脑勺朝上，屁股高高翘起睡觉。宝宝不能长时间保持这种姿势睡觉，这种睡姿容易对膝盖造成压力。

觉少宝宝不用愁

新手爸妈对宝宝的睡眠没有什么概念，宝宝总是睡，会担心，总不睡，也会担心睡眠不足会影响宝宝的成长，其实每个宝宝的睡眠时长是有差异的，10~20个小时都属于正常范围，只要宝宝情绪好、有食欲、身体正常发育，就不用过多担心。

不要强迫宝宝睡觉

对于睡眠时间比一般宝宝短的短睡型宝宝来说，如果在他毫无睡意的情况下强迫其睡眠，宝宝就有可能被塑造出无法安心入睡的倾向。宝宝的生活规律违背了其自身的生物钟，结果会使他觉得睡眠是一种负担而害怕睡眠，愈强迫，宝宝愈难以入睡，即使长大了也有睡眠困难或睡眠障碍的倾向，这对宝宝的身心健康发展是不利的。

新手爸妈要注意观察，宝宝睡眠少是否伴随其他异常现象，如果宝宝身体发育正常，也无任何其他不对劲，那么睡眠少可能就仅仅是宝宝的睡眠特点，不意味有什么病变，妈妈就不必太着急了。

宝宝只要睡眠有规律，觉醒时精力充沛、情绪愉快即可，不能以睡眠的时间长短来判定宝宝生活是否正常，更不能在宝宝毫无睡意时强迫其睡眠。

哄宝宝睡觉的妙招

如果宝宝难以入睡，新手爸妈可以尝试以下三种方式，让宝宝能够更快入睡。

1 轻拍宝宝。宝宝躺下后，如果他的情绪还是不太安稳，妈妈可以边哼儿歌边轻拍宝宝，给他一个放松的心情和有爱的安全感。

2 放轻柔的音乐。新手爸妈可以选择一些轻柔的音乐帮助宝宝睡眠，能够舒缓宝宝因玩耍、接触新事物引起的好奇心，平复宝宝的情绪。

3 背光睡觉。宝宝待在妈妈肚子里时，适应了黑暗的睡眠环境，新手爸妈可以让宝宝背朝阳光的方向睡。

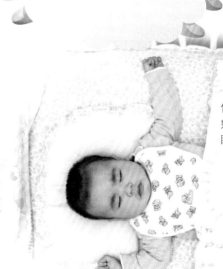

伴着轻柔的音乐和妈妈的爱抚，宝宝睡得真香。

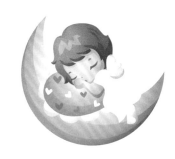

创造安睡的好环境

充足的睡眠时间和优质的睡眠质量，对促进宝宝的生长发育、智力发育和增加抗病能力都有帮助。要想使宝宝睡得安稳，首先就得给宝宝创造一个睡得安稳的好环境。

避免喧闹、嘈杂。不要在宝宝的房间里看电视，以免使他不愿意睡觉或难以入睡。

不要过于兴奋。睡前不要让宝宝过于兴奋，以免刺激宝宝的神经，导致宝宝难以入睡。

音乐可以促进宝宝睡眠。可以适当放些轻缓的催眠曲，或者妈妈可以哼着宝宝平时喜欢的歌谣，帮助宝宝进入睡眠的状态。

合适的室内温度。室温要适中，保持在16~23℃，过低、过高或保暖过度，都会使宝宝不舒服而不能很快进入睡梦中。

睡觉时要关灯。应关灯睡眠，避免强烈光线刺激。

床要软硬合适。过软的床会影响宝宝脊椎和骨骼发育，过硬的床会使宝宝睡不踏实。

做好宝宝的睡前准备

除了创造一个适合宝宝睡眠的环境外，还要做好宝宝入睡前的准备，使宝宝意识到"我应该睡觉了"。以下几种常见的睡前准备，新手爸妈都可以尝试一下。

洗干净再睡觉。给宝宝换上干净尿布，放入睡袋中，避免踢掉被子受凉，这样会让他感到很舒服。寒冷冬季不能每天洗澡时，可在睡前洗脚、洗臀部、洗脸等。

吃饱了再睡觉。不要让宝宝睡眠中感到饥饿，睡前半小时应让宝宝吃饱，但也不要让宝宝吃撑，否则同样会使宝宝睡不沉。

睡前不要逗宝宝。睡前频繁大声逗笑宝宝，会让宝宝精神兴奋，不利于睡眠。可经常在宝宝入睡前播放一些轻松、优雅的音乐或给宝宝讲讲故事，让宝宝形成睡眠条件反射。

有精神不担心	久抱影响睡眠	唱有节奏的歌	把握时机
睡眠少的宝宝，妈妈要细心观察，如果不是特别少眠，醒着时也很有精神，就不用过于担心。	宝宝不爱睡觉，有许多妈妈会抱着宝宝哄他睡觉，长久下去会影响宝宝的睡眠，让宝宝离不了妈妈的怀抱，使得宝宝更加不容易入睡。	音乐能帮助宝宝睡眠，妈妈可以将拍击宝宝的节奏与舒缓的音乐结合，一边给宝宝拍背，一边轻声唱一首摇篮曲，是促进宝宝睡眠的好方法。	宝宝眼皮开始耷拉下来，或揉眼睛，或有些烦躁，都是想睡觉的信号，在此时把宝宝放到床上，较容易将他哄睡着。

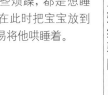

晒

月嫂经验晒出来

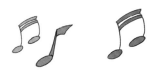

宝宝睡不踏实怎么办

有的妈妈会遇到宝宝在怀里时很乖，很容易睡着，但是一放下来就很快醒过来，而且会哭。有时候他醒过来哭闹时喂奶就会好，有时候喂奶也不吃，还是哭，抱一会儿就睡着了，可是放下后又哭醒。宝宝是不是哪里不舒服呢？

其实，这是宝宝睡觉不踏实的表现，宝宝虽然看着是睡着了，其实还处于浅睡眠的状态，所以，一放到床上他就醒来，那就需要妈妈慢慢调整宝宝的睡眠习惯。

不要养成抱睡的坏习惯

新生儿初到人间，需要新手爸妈的爱抚，但是宝宝也需要培养良好的睡眠习惯。抱着宝宝睡觉既会影响宝宝的睡眠质量，还会影响宝宝的新陈代谢。

另外，产后妈妈的身体也需要恢复，抱着宝宝睡觉，妈妈也得不到充分的睡眠和休息。所以，宝宝睡觉时，要让他独立舒适地躺在自己的床上，自然入睡，尽量避免抱着睡。

一开始时，妈妈就不要抱着宝宝睡觉，如果宝宝已经习惯了让妈妈抱着睡，从现在开始纠正还来得及。妈妈不必小心翼翼、轻手轻脚地把宝宝往床上放，大胆地把宝宝放下，开始时他一定会哭闹着抗拒，让他发一会儿脾气，妈妈可以躺在一边轻拍宝宝，避免宝宝呛着，当宝宝睡着后，在他身边放两个枕头，紧挨着他，让他以为是妈妈在身边，这样宝宝就能睡得久一点。宝宝平时哭闹时，也要延迟抱起他的时间。如果这样做宝宝还是哭闹不止，要到医院查一查，看看宝宝是否缺钙。

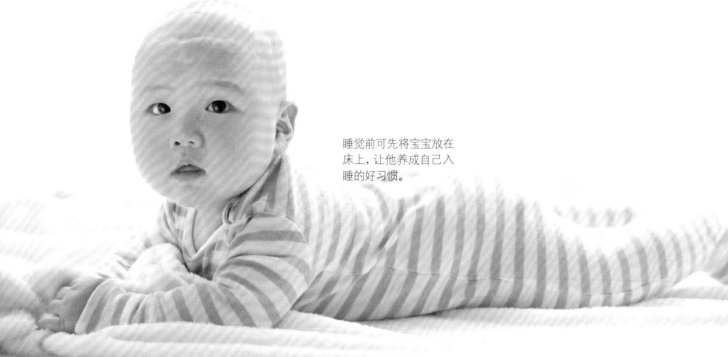

睡觉前可先将宝宝放在床上，让他养成自己入睡的好习惯。

宝宝晚上哼唧，先别急着喂奶

很多妈妈看到宝宝晚上醒来，发出哼唧的声音，就以为是宝宝饿了，然后就给宝宝喂奶，其实这是一个很不好的习惯，这样做反而会形成宝宝晚上睡醒了要吃奶的习惯。新手爸妈先要弄清楚晚上宝宝哼唧甚至哭闹的原因。

1.积食、消化不良，上火或者晚上吃得太饱也会导致睡眠不安。

2.母乳宝宝恋奶，一般宝宝吸吮几下就会睡着，并不是真的饿了。这是很多母乳宝宝都存在的情况，需要妈妈客观对待。

3.有可能宝宝因为有了尿意才哼哼出声提醒妈妈的，如果已经用了纸尿裤，一般不用管，但是要注意纸尿裤别包太紧，否则会让宝宝不舒服。

4.感冒发热等生病的情况。

对宝宝的哼唧、哭闹，不要及时做出反应，可等待几分钟，因为多数宝宝夜间醒来几分钟后又会自然入睡。如果不停地哭闹，父母应过去安慰一下，但不要开灯，也不应逗宝宝玩、抱起来或摇晃他。如果越哭越甚，等 2 分钟再检查一遍，并考虑是否饿了、尿了，有没有发热等病兆。

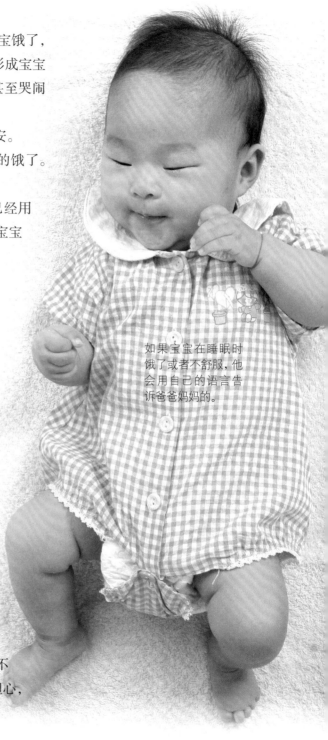

如果宝宝在睡眠时饿了或者不舒服，他会用自己的语言告诉爸爸妈妈的。

如果宝宝没有其他不适的原因，夜里常醒的原因很大一部分是习惯了，如果他每次醒来都立刻抱他或给他喂东西的话，就会形成恶性循环。建议宝宝夜里醒来时不要立刻抱他，更不要逗他，应该拍拍他，想办法安抚他，让他再次睡去。

别轻易叫醒熟睡的宝宝

有些新手爸妈担心宝宝饿着或被湿湿的尿布包裹，常常会隔几个小时就把宝宝叫醒，喂奶或者换尿布。这样的做法不利于宝宝健康。

刚出生的宝宝非常需要睡眠。因为快速的新陈代谢和成长，需要充足的优质睡眠才能保证，而且如果宝宝饿了，或因为便便不舒服了，他自己会用哭声提醒新手爸妈。所以新手爸妈不要过于担心，尽量少叫醒熟睡中的宝宝。

防止宝宝昼夜颠倒小窍门

婴儿期的宝宝无法分辨白天和夜晚，所以经常会出现白天睡觉晚上起来玩耍的情况，也就是我们常说的昼夜颠倒。这种情况经常会弄得一家人晚上都睡不成觉，影响白天的生活和工作。那么下面就给新手爸妈介绍几个防止宝宝昼夜颠倒的小窍门。

适当减少白天睡眠时间

婴儿期的宝宝白天睡觉比较多，但如果宝宝睡颠倒了，还是应尽量减少他白天的睡眠时间。早上早点叫醒他，减少他中间的睡觉时间。如果宝宝想喝奶或尿尿，就借机叫醒宝宝，只要宝宝不闹，就多逗宝宝玩，减少宝宝白天的睡觉时间。

新手爸妈先做到早睡早起

有的家庭习惯晚睡，到了十一二点新手爸妈还在玩电脑或者看电视，家里灯火通明，这样宝宝会认为现在是白天，不是睡觉时间。所以新手爸妈首先要做到自己早睡早起，有正常的作息时间，这样才有助于培养宝宝正常的生物钟。

睡前洗个热水澡

睡前给宝宝洗热水澡，让宝宝全身放松，促进血液循环，有助于睡眠。洗澡前不要给宝宝喂奶，洗澡时大人扶着宝宝，让他的小手小脚在水里尽情地扑腾，扑腾累了就能睡个好觉。然后给宝宝换上睡觉穿的宽松衣服，就可以入睡了。

晒

月嫂经验晒出来

白天不能不睡

宝宝在白天也要睡两三次觉，如果新手爸妈发现宝宝白天不睡了，或者睡1个小时就醒，宝宝的睡眠就非常不够了，新手爸妈要及时纠正，可以把夜间入睡时间适当提前或后移，会有助于宝宝调整睡眠。

放下哭很正常

把宝宝放下后他会哭是很正常的现象，一般情况下过几分钟宝宝就会自己安静下来，如果宝宝持续哭闹的话，可以给他一些安抚，用手拍拍他，让他自己平静下来。

浅睡眠不要抱

宝宝有时处于浅睡眠，会有一些动作，看上去睡得并不安稳，很容易让新手爸妈认为宝宝醒了或是他饿了。建议不要马上把宝宝抱起来，而是等上几分钟，观察他是否可以自己继续入睡。

胆子小需要陪

大多数剖宫产出生的宝宝胆子比较小，缺乏安全感，睡眠就相对容易醒，睡不实，就需要新手爸妈更多的爱和呵护，因此，妈妈应尽量跟宝宝睡在一起，能让宝宝觉得更踏实。

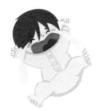

宝宝夜啼有高招

对于宝宝来说，他们的生长激素在晚上熟睡时分泌量较多，从而促使身高增长。若是夜啼长时间得不到纠正，宝宝身高增长的速度就会显得缓慢。所以宝宝一旦"夜啼"，新手爸妈应积极寻找原因并及时解决，以免影响宝宝的生长发育。宝宝晚上哭闹的原因有多种。

生理性哭闹。宝宝的尿布湿了或者裹得太紧、饥饿、口渴、室内温度不合适、被褥太厚等，都会使宝宝感觉不舒服而哭闹。对于这种情况，新手爸妈只要及时消除不良刺激，宝宝很快就会安静入睡。

环境不适应。有些宝宝对自然环境和时间不适应，黑夜白天颠倒。对于这种情况，新手爸妈可以设法减少宝宝白天睡觉的次数和时间，多哄他玩，通过延长白天的清醒时间来缓解。

疾病影响。某些疾病也会影响宝宝夜间的睡眠，对此，新手爸妈要及时带宝宝去看医生。

新手爸妈在家防止宝宝夜啼以及安抚夜啼宝宝的方法并不难，下面就给新手爸妈支几招。

1. 晚上睡觉前不要让宝宝吃得太多，以防积食，使宝宝胃不舒服。

2. 培养宝宝良好睡眠习惯的同时，给宝宝提供舒适的睡眠环境，不要盖得太多，也不要让宝宝受凉。

3. 宝宝夜啼后，首先观察宝宝是不是因饥饿、排便或太热而哭，其次排除因为其他疾病，如发热、佝偻病等引起的啼哭。

4. 如果夜间哭闹时间相对固定，排气后哭闹停止，可以帮助宝宝揉揉肚子，尽快排出气来。

睡觉时有一段时间频繁翻身是正常的

有些宝宝在睡梦中可能会安静地睡了2个小时后频繁地翻身、醒来，有些新手爸妈会担心宝宝是不是睡不着了，或是睡得不好了。其实此时，宝宝还做不到一觉睡到天亮，基本都是深睡眠与浅睡眠交替进行，浅睡眠时宝宝就容易有动作，比如翻身、挥手、微笑等。因此，频繁地翻身是宝宝睡眠过程中正常的表现。

新手爸妈先学会细致区分宝宝的睡眠动静。在宝宝有动静的时候，你先静下心来听一听，什么声音是处于浅睡眠时发出的，什么声音表明宝宝睡醒了，他需要你。如果宝宝只是翻身或哼哼一会儿，并没有醒，你只需轻轻地把手放在他身上，如果他还安静不下来，你可以轻轻地抚摸或拍拍他。

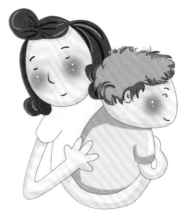

五星月嫂细数宝宝睡眠常见误区

宝宝的大部分时间都在睡觉，而且睡眠对宝宝的生长发育有较大的影响，因此很多新手爸妈会对宝宝睡觉这件事非常小心，但是有时候过度小心并不能让宝宝睡得更好，下面让五星月嫂告诉你一些宝宝睡觉的小误区。

⚠ 开灯睡觉

很多妈妈担心宝宝一个人睡觉时怕黑，总会给他在床头留一盏灯，这看来似乎是很温馨的画面，实际上却蕴含了不健康的生活习惯。

其实，床头的灯光不仅会影响宝宝的睡眠质量，而且会影响他的视力发育，给他今后的生活带来很大的不便。

研究发现，任何人工光源都会产生一种微妙的光压力，这种光压力的长期存在，会使人尤其是婴幼儿表现得躁动不安，以致难以入眠。同时，宝宝长期在灯光的照射下睡觉，影响神经系统中网状激活系统，会使他每次睡眠的时间缩短，睡眠深度变浅而容易惊醒。

此外，长期在灯光下睡眠，对宝宝的视力发育大大不利。睡眠时熄灯，意义就在于使眼球和睫状肌获得充分的休息，长期暴露在灯光下睡觉，光线对眼睛的刺激会持续不断，眼球和睫状肌便不能得到充分的休息。这对婴幼儿来说，极易造成视网膜的损害，影响其视力的正常发育。

所以，为了宝宝的健康成长，千万不要在他睡觉时让灯光来陪伴他。

⚠ 新生儿躺枕头睡觉

刚出生的宝宝一般不需要使用枕头，因为新生儿的脊柱是直的，头部大小几乎与肩同宽。平躺时，背部和后脑勺在同一平面上；侧卧时，头和身体也在同一平面上，平睡侧睡都很自然。如果给宝宝垫上一个小枕头，反而造成了头颈的弯曲，影响了宝宝的呼吸和吞咽。

但如果床垫比较软、穿的衣服比较厚，妈妈可以将干净毛巾对折2次，垫在宝宝的头下方。溢乳的宝宝也不可用加高枕头的办法解决，应让宝宝右侧卧，把上半身垫高些。3个月之后才可以考虑给宝宝准备小枕头。

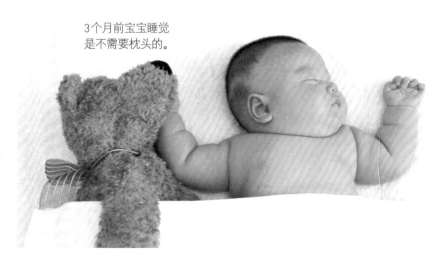

3个月前宝宝睡觉是不需要枕头的。

⚠ 抱着宝宝摇晃哄睡

摇晃着哄宝宝睡觉是一些妈妈的"看家本领"，哭得越凶，摇得越起劲。过分猛烈的摇晃动作会使宝宝大脑在颅骨腔内不断受到震动，轻则影响脑部的发育，重则使得尚未发育成熟的大脑与较硬的颅骨相撞，最终造成颅内出血，这对10个月内的宝宝尤为危险。

⚠ 宝宝白天睡觉，房间一定要暗

有些新手爸妈为了宝宝能在白天睡久一点、睡好一点，会拉上厚厚的遮光窗帘。虽然黑暗的确更有利于宝宝延长睡眠，但是宝宝白天的睡眠和夜晚睡眠非常不同，白天的小睡只是小小的加油站，帮助宝宝消除一定的疲劳。白天和黑夜的睡眠环境太相近，不利于宝宝区分白天和黑夜的睡眠模式，容易导致睡眠颠倒问题。

因此，白天宝宝小睡时只要轻轻拉上略遮光的窗帘就可以了。为了便于根据宝宝对光线的处理能力适时调整光线，装带窗纱的窗帘会更方便一些。此外，合适的自然光照也可以促进宝宝生物钟的形成，帮助宝宝更好地调节日夜模式。

⚠ 胖宝宝可以少睡点，否则更加胖

胖宝宝要少睡，这个观点是不对的。国外有研究指出，睡眠的时间越长，体内就会产生越多的荷尔蒙，而荷尔蒙则有促进脂肪燃烧的作用，优质、足量的睡眠能够促进分泌更多的荷尔蒙。因此，要想让胖宝宝瘦下来，首先就要让他睡得好。

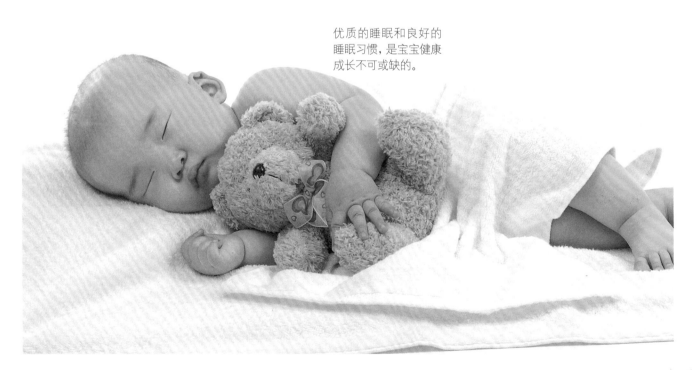

优质的睡眠和良好的睡眠习惯，是宝宝健康成长不可或缺的。

⚠ 早点让宝宝自己睡有助于培养独立性

有的新手爸妈会依照网上的说法，培养宝宝独立睡觉的习惯，认为这样做可以培养宝宝的独立性，还可避免父母翻身时把宝宝压着，这对宝宝的生长发育、良好睡眠及卫生习惯都有促进作用。但是，如果方法不当，宝宝不仅不睡，还会大哭不止。因为有的宝宝可能还没有养成自己睡的习惯，突然这样，他会用哭来表示抗议。

而且，也有不少过来人说，宝宝太小，一个人睡不安稳，也太孤单了，和父母同床睡可方便夜间照料，也有利于培养父母跟宝宝之间的感情，提升亲子关系。

新手爸妈是不是有些难以抉择？五星月嫂建议宝宝在五岁之前可以和父母同睡，但不是指在一张床上，而是睡在大人床的附近，这个距离妈妈可以在哄宝宝睡觉时陪在宝宝的身边，让他充分感受你对他的爱。待宝宝五六岁以后，基本的生活习惯和性格完全形成后，再试着让宝宝单独睡觉。

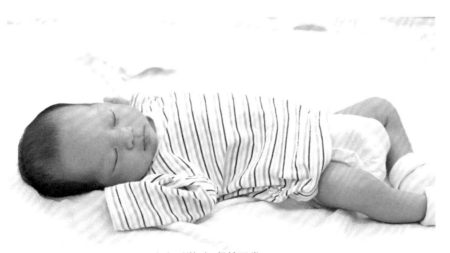

宝宝睡觉时，保持正常的生活声音就可以了。

⚠ 偶尔不睡、晚睡没关系

走亲访友，热情的亲人们一直抱着宝宝逗乐，可是宝宝已经明显犯困了；上了一天班刚刚回家的爸爸，抱着宝宝又是亲又是转，可是宝宝已经打了几个哈欠了……

往往这种情况，妈妈会想只是一两次晚睡应该没关系。其实大部分晚睡、日夜颠倒、作息混乱的问题都是这么来的。宝宝规律作息的重要性远超出你的想象，减少对宝宝作息的干扰，为宝宝创造良好的吃、玩、睡环境，这对于宝宝睡眠能力的发展也是非常重要的。

⚠ 宝宝一睡觉，家长就保持安静

不要因为宝宝一睡觉就勒令全家人不能发出任何响声，走路都要蹑手蹑脚的，生怕惊醒了他。其实宝宝在睡觉时，还是要保持正常的生活声音，只要适当放小音量就行。如果养成了必须在非常安静的环境下睡觉的习惯，反而会让宝宝睡不踏实，一有响动就会惊醒，对听觉的正确形成不利。

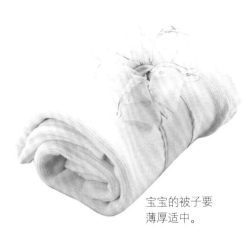

宝宝的被子要薄厚适中。

⚠ 给宝宝多盖被防感冒

多盖被反而容易导致宝宝着凉感冒，这是因为新生儿对冷暖调节能力差，衣着起着辅助调节作用。如果宝宝在夜间睡着之后总是踢被子，新手爸妈应该注意不要给宝宝盖得太多、太厚，特别是在宝宝刚入睡时，更要少盖一点，等到夜里冷了再加盖。稍微盖薄一点，宝宝不会冻坏；盖得太厚，宝宝感觉燥热，踢掉了被子，反而容易受凉。

当然，如果是早产儿的前几个月或是体质差、比较瘦弱的宝宝，身体实在没有足够的脂肪来保护的情况下还是需要特别保暖的。

⚠ 趴着睡的宝宝聪明

有人说，趴着睡的宝宝聪明，虽然目前有一些机构表示趴着睡的宝宝智力发育较快，但是并非对每一个宝宝都适用。另外，趴着睡容

易压迫心脏、肺部而出现呼吸困难，因此不要让小于 3 个月及生病的宝宝长时间趴睡，以防发生窒息等意外。

⚠ 不宜使用电褥子取暖

很多人都会说不要让宝宝睡电褥子，因为电褥子存在许多隐患，容易使新生儿身体受热过度，引起宝宝体内水分流失过多，造成严重的脱水热、高钠血症等问题。

其实，电褥子是寒冷冬季里提供宝宝热量的不错工具，但是新手爸妈要注意使用方法。新手爸妈应在宝宝还未睡觉之前先将电热毯打开，把被窝捂热了，等宝宝睡觉前 5 分钟关掉，最好将电插头拔掉，或是将电褥子整个撤出后，再将宝宝放入被窝中。

电热毯的温度不宜调得过高，以被窝内热度不会导致宝宝出汗为宜。

⚠ 宝宝睡觉时出汗多是生病了

宝宝睡觉时出汗是因为汗腺分泌过多，称之为多汗，多汗又分生理性和病理性。气温高、衣服穿得过多、被子盖得太厚等都是导致生理性多汗的原因。由于宝宝的代谢快、体内毛细血管分布也比较多，所以比起成人来说，出汗当然要多一些。若因为外界环境或者高强度运动，身体为了平衡体温，汗腺泌出汗液，这是属于正常的生理性多汗。如果宝宝在平静状态下出现汗特别多的现象，则多半是病理性多汗，应及时去医院检查。

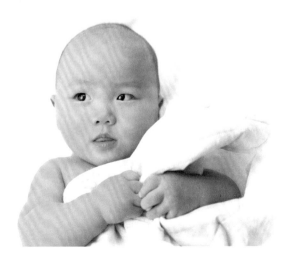

新生儿穿什么、穿多少

宝宝衣服选择有要求

✿ 宝宝的衣服应选纯棉的，颜色浅的。

✿ 宝宝的衣服应当松紧得当。

✿ 挑选衣服时应选正规厂家生产的产品。

✿ 应仔细查看衣服吊牌，要选择适合宝宝的衣服。

给宝宝穿衣服前的准备工作不能少

✿ 新买回来的衣服在给宝宝穿上前要清洗。

✿ 洗净后长时间存放起来的衣服，在给宝宝穿之前也需要再次清洗一次。

给宝宝穿衣注意事项

✿ 宝宝的衣服不宜穿太多，不让宝宝感觉到冷即可。

✿ 不要给宝宝戴饰品，防止宝宝被扎伤、擦伤。

✿ 穿完衣服后，要注意将衣服拉平整。

换下的衣服该怎么办

✿ 换下来的脏衣服要尽快清洗，最好不要隔天。

✿ 用婴儿专用洗衣液或婴儿专用洗衣皂清洗，不要用除菌剂及漂白剂。

✿ 宝宝衣服一定要漂洗干净，避免残留的化学物质刺激到宝宝的皮肤。

✿ 洗净的衣服最好能放在太阳底下晒一晒，能够起到消毒、除菌的作用。

衣服，
宝宝的第二层皮肤

给宝宝穿衣服不能光注意保暖，还要轻便，在保证宝宝不着凉的前提下，要能够让宝宝自由活动，以宝宝不觉得费劲为宜。

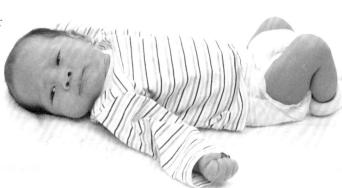

月嫂汇总：新生儿穿衣速查小词典

包襁褓是指将宝宝用被子和带子将宝宝包裹起来，老人往往会将宝宝包裹得严严实实的，还会用带子将宝宝的肢体绑紧，这种做法不可取。如今给宝宝包襁褓是为了给宝宝保暖，并且让宝宝有安全感，因此不宜包得过紧。

包襁褓

将宝宝的手、脚、躯干都严严实实地包起来，并且还要用带子或绳子捆绑起来，即"蜡烛包"。老人有这样的观点，多数怕宝宝长大后腿不直，但绑太紧对宝宝的骨骼发育没有好处，还容易造成髋骨脱臼。

"蜡烛包"

围嘴是宝宝用的围在胸部的布，常系于脖子周围以保持衣服的干净，以此能尽量避免宝宝因频繁穿脱衣服导致的着凉感冒。新手爸妈在选购时一定要选择纯棉的，避免刺激宝宝脖子部位的皮肤。

围嘴

连体衣是一体式宝宝的新式服装，它的腰部没有松紧带，不会束缚宝宝的腰部，对宝宝髋骨、脐部基本没有影响。新手爸妈在给宝宝选择时应选择棉质的连体衣。如果宝宝脐带尚未脱落、愈合，要给宝宝选择薄且透气的连体衣。

连体衣

干洗是用有机化学溶剂对衣物进行洗涤，包括去除油污或污渍的一种全程无水的洗涤方式，但干洗剂会残留在衣服上，对于皮肤柔嫩的新生儿，是一种很强烈的刺激，因此千万不要用干洗的方式清洗宝宝的衣物。

干洗

宝宝的衣物最好采用手洗，因为手洗相对于机洗或干洗来说，更利于保护宝宝娇嫩的肌肤。同时在手洗时尽量不要用大人所使用的洗衣液或洗衣粉，应选用宝宝专用的洗衣液或洗衣皂。一定要多次漂洗干净，洗完后还应在太阳下暴晒。

手洗

宝宝衣物的选择

宝宝的衣物常常被称为宝宝的"第二层皮肤"，所以宝宝穿什么直接关系到宝宝的健康。那么，怎样给宝宝选购衣服呢，新手爸妈赶紧来学习一下吧。

宝宝衣服的选择

宝宝的皮肤特别娇嫩，容易过敏，所以宝宝衣物一定要注意安全、舒适和方便三原则。

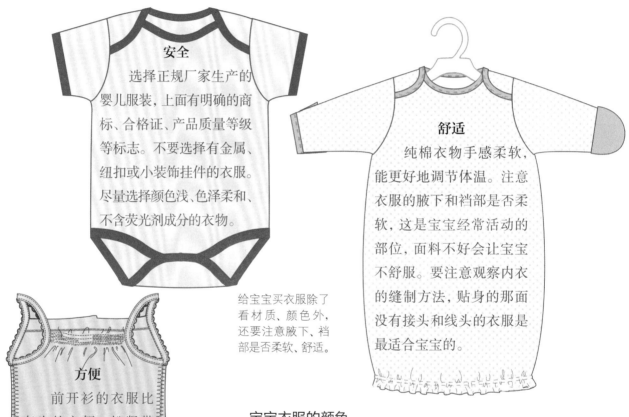

安全

选择正规厂家生产的婴儿服装，上面有明确的商标、合格证、产品质量等级等标志。不要选择有金属、纽扣或小装饰挂件的衣服。尽量选择颜色浅、色泽柔和、不含荧光剂成分的衣物。

给宝宝买衣服除了看材质、颜色外，还要注意腋下、裆部是否柔软、舒适。

舒适

纯棉衣物手感柔软，能更好地调节体温。注意衣服的腋下和裆部是否柔软，这是宝宝经常活动的部位，面料不好会让宝宝不舒服。要注意观察内衣的缝制方法，贴身的那面没有接头和线头的衣服是最适合宝宝的。

方便

前开衫的衣服比套头的方便。松紧带的裤子比系带子方便，但是注意别太紧了。

宝宝衣服的颜色

宝宝的衣服尽量选择原色或者浅色系的衣服，一般深色和艳色都是经过染色的，容易有颜料残留，对宝宝的身体不好。

而且，鲜艳的衣服宝宝还不能接受，这是因为新生儿眼睛发育并不完全，视觉结构、视神经都尚未发育成熟，过于鲜亮的颜色会对宝宝眼睛产生强烈的刺激。

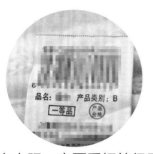

买宝宝衣服一定要看标签级别

给宝宝买衣服不能光图好看，除了面料材质以及款式设计以外，还要留心宝宝衣服吊牌或水洗标上标明的等级。

正规服装吊牌上都会标注该服装的产品等级，依次为合格品、一等品、优等品。优等品很少见，专柜大品牌的服饰不少可以做到一等品级别，一般的普通服饰多为合格品。给宝宝选择衣服，最好选择一等品及以上的级别。

别忽略安全技术级别

安全技术级别是非常重要的一项参考指标，新手爸妈在挑选宝宝衣物的时候，千万别忽略吊牌上这一栏的标识。

婴幼儿及儿童纺织产品的安全技术要求分为 A 类、B 类和 C 类，其中 A 类最好，其次是 B 类，C 类是最基本要求。

现今，在《婴幼儿及儿童纺织产品安全技术规范》中将儿童服装分为以下两大类。

婴幼儿纺织产品：即年龄在 36 个月及以下的婴幼儿穿着或使用的纺织产品。

儿童纺织产品：即年龄在 3 岁以上，14 岁及以下的儿童穿着或使用的纺织产品。

该文件中还明确规定：婴幼儿纺织产品应符合 A 类要求，新手爸妈可要看清楚，千万别买错了。

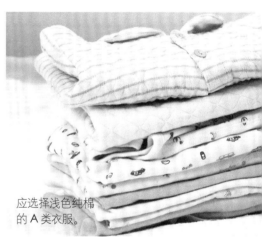

应选择浅色纯棉的 A 类衣服。

衣服也含甲醛

宝宝的衣服也含有甲醛，相信很多新手爸妈会担心究竟能不能给宝宝穿，目前国家对 A 类婴幼儿用品的甲醛含量要求是不大于 20 毫克 / 千克，但好在甲醛是可以溶于水的，新买来的衣服必须认真、多次洗晒后再穿，这样能最大限度地保护宝宝不受危害。

远离娇艳衣服

宝宝的贴身衣物最好选纯色浅色的，因为衣服颜色越深、印花越多，意味着衣服染料中存在越多的有害物质。新手爸妈一定不要给宝宝买颜色过于鲜艳的衣服。

摸手知穿多少

很多新手爸妈都不知道穿多少合适，其实新手爸妈可以通过抚弄宝宝的小手，如果宝宝小手有出汗，证明穿太多了，如果宝宝的小手冷，就证明衣服不足。一般应使宝宝小手不出汗，温热为宜。

室外适当穿衣

如果条件允许，家人要带宝宝去室外活动，要给宝宝穿好衣服，但不要裹得太紧、穿得太厚，宝宝不觉得寒冷，不使阳光直照宝宝头顶即可。

晒

月嫂经验晒出来

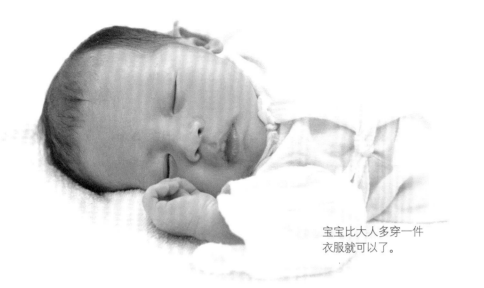

宝宝比大人多穿一件衣服就可以了。

也给宝宝选条裤子穿

宝宝出生后，大小便的次数非常多，尿布、纸尿裤换得也比较频繁，因此许多新手爸妈只给宝宝穿上衣，裤子就被尿布、纸尿裤代替了。可是，新手爸妈又会怕宝宝冷，所以浑身上下都裹得十分严实，不利于宝宝的日常活动。五星月嫂建议新手爸妈给新生儿穿裤子，而且注意选择裤子时，应选择腰部不过紧的，褶皱也不宜过多，以免压在宝宝的腰下时让宝宝感到难受，连体衣是一个不错的选择。也不能选择太厚的裤子或连体衣，否则，宝宝活动起来会感到很吃力、受到限制，可能引起宝宝心情烦躁、爱哭闹等问题。

宝宝穿多少衣服合适

宝宝大多数时间都是在室内的，而且宝宝的新陈代谢也比较快，所以不用穿太多。

一般宝宝比大人多穿一件衣服就可以了，如果怕他着凉，可以在里面加个背心或者小肚兜。在给宝宝穿脱衣服时，要保持合适的室温，最好保持在24~28℃。

夏天，如果室内开了空调，则要注意保护好宝宝的肚脐，以免着凉，引起腹泻。冬季，则要注意防止宝宝把小手和小脚伸出来，以免冻伤手足。

晒

月嫂经验晒出来

不穿套头衫

宝宝的骨骼细嫩，不适合穿套头衫，频繁地穿脱套头衫对宝宝的头部骨骼发育有不良影响，最好让宝宝穿开衫。

方便纸尿裤穿脱

新手爸妈要记住购买的衣服不要影响纸尿裤的穿脱，尽量在换纸尿裤时不用脱下很多的衣服。

抱稳宝宝

在给宝宝换衣服时，需要将宝宝抱起、放下，这时，一定要抱稳宝宝，不要让宝宝感到危险，最好全托住宝宝。

拥抱稳定情绪

给宝宝换衣服时，宝宝乱动是每个还不熟练的新手爸妈的穿衣难题。这时，可以通过拥抱、跟宝宝说话来稳定宝宝的情绪，让穿衣服不再麻烦。

睡前换衣服

宝宝在冬季夜间睡觉时，新手爸妈最好把宝宝身上较厚的衣服脱掉，换一套稍薄一些的，否则，一旦醒来后不及时加衣服，宝宝就很容易着凉感冒。

要不要给宝宝穿袜子

刚出生的宝宝，体温的调节能力差，尤其神经末梢的微循环最差。如果不给宝宝穿袜子，非常容易着凉。稍大点后，他的活动范围扩大，如果不穿袜子，容易在蹬踩的过程中损伤皮肤和脚趾。所以最好还是给宝宝穿上袜子。

给宝宝脱衣服有技巧

宝宝刚出生，神经系统发育尚不完善，还不能自主地"指挥"手臂，而且宝宝骨骼娇嫩，穿脱衣服时都要格外小心。给宝宝穿脱衣服看起来很简单，但是实际操作起来却有点难。妈妈一定要掌握技巧，动作要轻柔，才能保证在宝宝舒适、不哭闹的情况下穿脱好衣服。

先来帮宝宝脱去上衣。

首先，妈妈要将床铺整理干净，防止异物扎到宝宝。

其次，再将宝宝轻轻放在床上，慢慢解开宝宝衣服上的带子。

然后，妈妈的一只手伸到宝宝后背，托起宝宝的上半身，注意这只手要同时握住宝宝的一只手臂，另外一只手拉住宝宝的这只袖子，往外轻轻拉出来，这只袖子就脱好了。

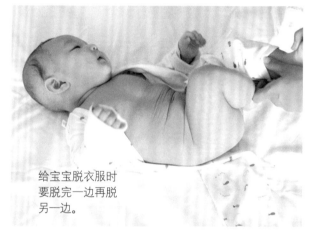

给宝宝脱衣服时要脱完一边再脱另一边。

最后，再把这边脱好的衣服从另一头拉出来，顺便脱掉另一边的袖子，注意双手动作配合好就行。

脱裤子时，动作也要轻柔，不要勒到宝宝柔嫩的皮肤为好。

先抬起宝宝的臀部，将裤腰拉下来。如果是系带的裤子，则先要解开裤带，再抬起臀部，拉下裤腰，然后顺势缓慢脱下两边裤腿。

另外，在脱衣服时一定要注意，如果衣服有拉链或带子，或者领口太小，有稍硬的装饰物等，一定要注意不要碰到宝宝的身体，以防划伤。最好是在选择衣物时就避免这些不必要的饰物，选择衣料柔软的、没有硬装饰物的衣服，才能从源头上保护宝宝不受伤害。

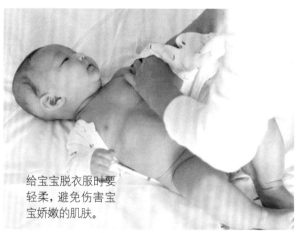

给宝宝脱衣服时要轻柔，避免伤害宝宝娇嫩的肌肤。

买衣服时就要把好关：买衣服时就要看好标签，标签在衣服外面的那种才是适合婴儿贴身穿的衣服。比如领标在衣服后领口外侧或者腰缝线的外侧。

别总是频繁换衣服：如果宝宝经常吐奶，可以戴个小围嘴，或是用湿毛巾在脏的地方做局部清理。

在平坦的地方换衣服：如换尿布的台子、床上或者婴儿床垫上。

这样穿上衣更省事：妈妈的手从上衣袖口伸到袖子里，再从袖子内口伸出来，另一只手将宝宝的小手抓住并送入妈妈袖子里的手中，轻轻拉出来即可。

给宝宝轻松穿衣

给宝宝穿衣服，这可难坏了不少新妈妈。因为宝宝全身软软的，四肢呈强硬的屈曲状，宝宝也不会配合穿衣，妈妈笨手笨脚的，还会引起宝宝哭闹，往往弄得手忙脚乱。其实只要方法得当，给宝宝穿衣还真不是一件复杂的事。

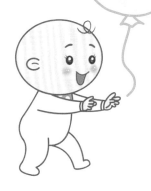

我的小胳膊和小腿超级爱运动，妈妈，别给我穿得太紧哦，会不舒服的！

给宝宝穿衣的步骤

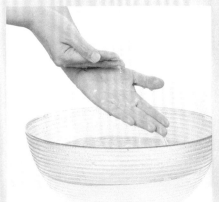

1 妈妈或家人先洗净双手，并涂上护手霜保持手的滋润和柔软。

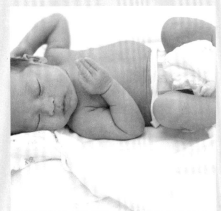

2 将衣服平放在床上，让宝宝平躺在衣服上。

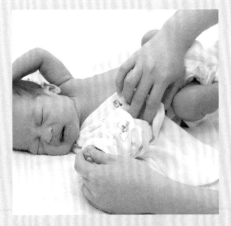

3 将宝宝的一只胳膊轻抬，先向上再向外侧伸入袖子中。

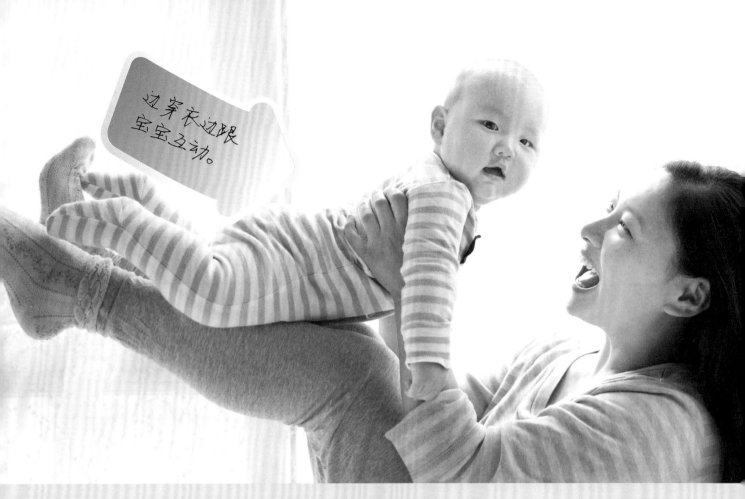

边穿衣边跟宝宝互动。

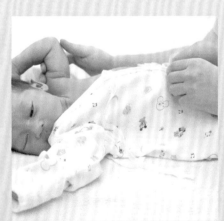

4 将身子下面的衣服向对侧稍稍拉平整。

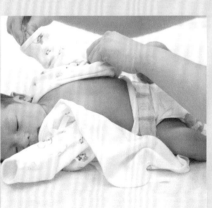

5 抬起宝宝另一只胳膊，使肘关节稍稍弯曲，将小手伸向袖子中，并将小手拉出来。

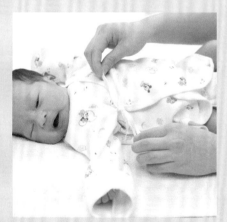

6 将衣服带子系好就可以了。

连体衣怎么穿

给宝宝穿连体衣与给宝宝穿上衣还是有些不同的，面对宝宝乱动的小手、小腿，穿连体衣比穿上衣会更加手忙脚乱，有可能刚刚将腿穿进去，给宝宝套袖子时，裤腿又被蹬开了，妈妈快来跟五星月嫂学习怎么轻松给宝宝穿连体衣吧。

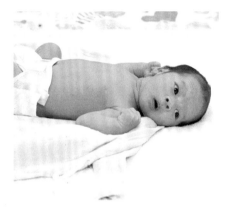 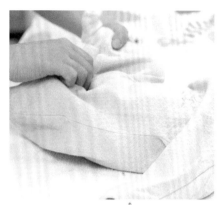 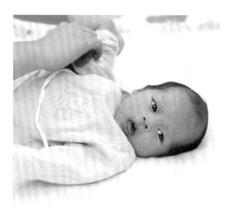

1 衣服平铺，宝宝躺好：将连体衣解开扣子，平铺在床上，让宝宝躺在上面。如遇宝宝"不配合"，妈妈要多费些劲。

2 穿好裤腿：将宝宝一条小腿放入裤腿中扣好扣子，再用同样的方法将另一条腿也放入裤腿中，裤子就穿好了。

3 穿好袖子，系好带子：再按穿上衣的方法将胳膊穿入袖子中，扣上纽扣或系上带子就可以了。

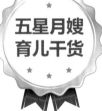
五星月嫂育儿干货

最好系带：宝宝的连体衣最好选择系带的或揿扣式的，以防硌到宝宝，系带时也尽量避免带结系得过大、过硬。

连体衣揿扣不要太凸：妈妈给宝宝选择连体衣时，不要选择扣子很大、很凸出的衣服，否则宝宝趴着的时候会觉得不舒服。

边换衣服边跟宝宝交流：妈妈要保持跟宝宝的交流，也可准备一些玩具，避免在穿衣服的时候宝宝情绪不好。

先穿好纸尿裤：应尽量避免频繁给宝宝穿脱连体衣，因为穿脱连体衣时，宝宝基本是不穿衣服的，容易感冒，因此妈妈要先给宝宝穿好纸尿裤，预防漏尿、漏便弄脏连体衣，以免多次给宝宝穿脱衣服。

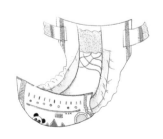

双手可以不包：妈妈在给宝宝包襁褓时，可以只包宝宝胳膊以下的身体，这样宝宝就能活动小手了。

不要拉直腿部：包襁褓时一定不要强行拉直宝宝的腿部，也不要用绳带绑住宝宝的腿部，以防宝宝髋关节发育不良，就以宝宝最自然的姿势包裹即可。

毯子备两三条即可：宝宝多是裹着襁褓睡觉，弄脏毯子的可能性较低，因此给宝宝包襁褓的毯子备两三条，方便妈妈给宝宝换洗就够了。

不喜欢就不包了：有的宝宝不喜欢包裹襁褓，原因可能多种多样，可能是太热了，也可能是裹得太紧了，让宝宝不舒服了，这时妈妈就不要勉强。

怎么给宝宝包襁褓

古人常说："初生儿出月，必须入襁褓，襁褓之道，必须得宜。"所谓襁褓，即用棉布做成的被、毯包裹宝宝。宝宝刚离开母体，体态上常保持在子宫时的姿势，四肢屈肌较紧张，入襁褓是帮助其适应新的肢体顺直状态。但怎样给宝宝包襁褓呢？

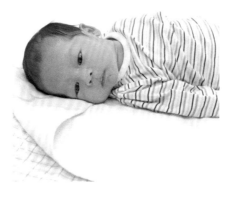

1 把毯子铺在一个平坦的地方，将最上角折下约 15 厘米。把宝宝仰面放在毯子上，头部枕在折叠的位置。

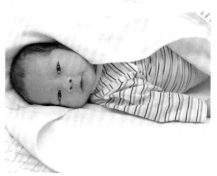

2 把毯子靠近宝宝左手的一角拉起来盖住宝宝的身体。

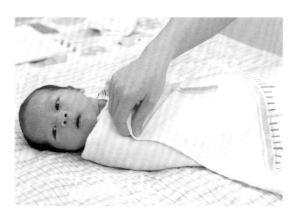

3 把边角从宝宝的右边手臂下侧掖进宝宝身体后面。

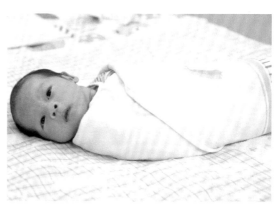

4 把最下角折到宝宝肩部位置，并掖好。

宝宝衣物的清洗和存放

　　宝宝的皮肤娇嫩，清洗衣物也要和成年人区别对待，否则稍不注意，就会引发皮肤问题，甚至是健康问题。那么，宝宝的衣物清洗要注意哪些细节呢？

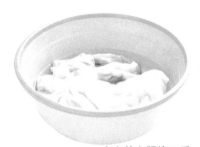

宝宝的衣服换下后最好及时用手洗。

及时清洗

　　宝宝的衣物会沾染奶渍、尿渍、便便等，如果不及时清洗，这些污渍就会深入衣物的纤维而很难洗掉。因此，妈妈就要留心观察，最好做到一沾上就马上脱下来清洗，可以先用清水浸泡片刻，将大部分污物从衣服上去除，之后就会比较容易清洗。

宝宝衣服手洗还是机洗

　　现在很多家庭都选择用洗衣机来清洁宝宝的衣服，但是五星月嫂还是建议，宝宝的衣服最好是手洗。因为一般的家庭只有一部洗衣机，既洗大人的衣服又洗宝宝的衣服，容易交叉感染，加上洗衣机的内部比较潮湿，容易滋生腐生性霉菌。如果实在没有时间给宝宝手洗衣服的话，不妨买一部具有杀菌作用的儿童专用洗衣机。并且，增加洗衣机的漂洗时间和次数，也可以有效地清除洗衣液残留，避免损伤宝宝的皮肤。

不要干洗宝宝的衣服

　　细心的新手爸妈会发现，宝宝衣服的产品标志上会注明"不可干洗"。这是什么原因呢？干洗会出现什么不好的情况呢？

　　这主要是因为干洗剂中基本都含有刺激皮肤的"四氯乙烯"，对婴幼儿的健康危害较大，刺激宝宝的皮肤不说，还会危害宝宝的健康，新手爸妈们可千万别图省事把孩子的衣服拿去干洗店干洗了，手洗才是最安心的做法。

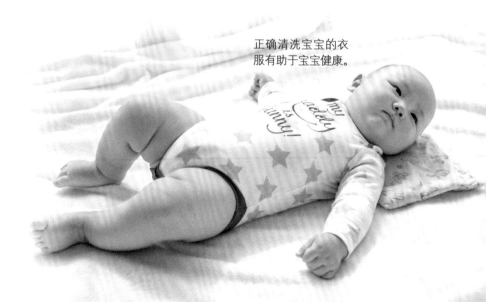

正确清洗宝宝的衣服有助于宝宝健康。

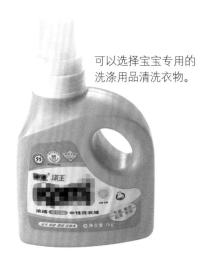

可以选择宝宝专用的洗涤用品清洗衣物。

宝宝专用洗衣液好不好

人体皮肤呈弱酸性，而宝宝的皮肤更娇嫩，使用普通的洗涤产品如洗衣粉、肥皂等这些碱性产品，一方面由于不易漂洗容易造成残留而伤害宝宝皮肤，影响宝宝健康；另一方面，由于残留洗衣产品的衣物不够柔软，容易摩擦宝宝娇嫩的皮肤，严重的甚至起红疹。因此，要选用专业的洗衣液。

婴儿专用洗衣液是针对宝宝的肌肤和生理特点而设计的，成分相对比较天然，对宝宝的皮肤刺激小，可以去除宝宝衣物上常见的奶渍、糖渍、果渍、尿渍、泥渍、油渍等顽固污渍。

目前，婴儿洗衣液的品牌和种类很多，新手爸妈可以根据自己的需求进行选择，建议尽量挑选正规厂家生产的品牌产品，以保证宝宝的安全和健康。

婴儿洗衣液的用法其实很简单，把洗衣液倒进水里，然后把衣物放进去泡几分钟，再进行搓洗就可以了，过后要用清水漂洗干净，再晒干。

妈妈也可以给宝宝选择婴儿专用的洗衣皂，优点是更易于漂洗干净。

漂洗干净很重要

无论用什么洗涤剂清洗宝宝衣服，一定要多漂洗几次，直至水清、无沫为止。漂洗的过程一定不能省略，否则长期穿着清洗不干净的衣物，宝宝的皮肤受到刺激，会引发皮炎、过敏等问题。

加用护理剂

即使宝宝的衣服都是纯棉的，经过几次洗涤后，领口、袖口也容易变硬，因此每清洗五六次，就加用一次婴儿衣物专用的护理剂，起到柔软顺滑的作用，保护衣服就是保护宝宝的皮肤。

翻面晾晒

洗完宝宝的衣服后，阳光暴晒是最好的消毒方式，但经过阳光暴晒的衣服容易褪色，为了防止褪色，新手爸妈可将衣物翻过来晾晒。但贴身衣物最好不要翻面晾晒，以免直接接触宝宝皮肤的那一面落上灰尘，刺激到宝宝的皮肤。

远离宠物用品

家里如果养有宠物，要避免将猫砂、狗盆、鸟笼等放置在晾晒宝宝衣服的地方，更要与宠物的饮食、餐盘、便盆保持距离，以防细菌沾染到宝宝衣物上，使宝宝生病。

阴雨天要通风

阴雨天并不是洗衣服的好日子，可是宝宝的衣物应尽量当天清洗，如果不能及时晾干衣服，就容易滋生霉菌。其实，在阴雨天洗、晾衣服的关键在于干燥、通风，新手爸妈在清洗衣服后，一定要尽量拧干后再晾到通风的地方。

晒

月嫂经验晒出来

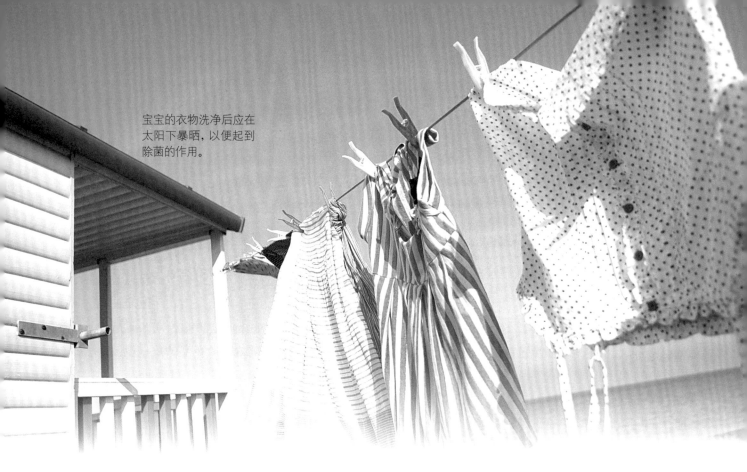

宝宝的衣物洗净后应在太阳下暴晒，以便起到除菌的作用。

分开清洗

宝宝的衣服应当和大人的衣物分开清洗，而且宝宝自己的衣服在清洗时也应按内、外衣分别清洗，这样做能最大限度地保持宝宝衣物的清洁、卫生。

宝宝的内衣和外衣最好分开洗涤。通常情况下，内、外衣物要分开洗涤，宝宝的外衣要比内衣脏，因为外衣容易漏奶或是被家里的生活用品弄脏，沾染的细菌和污垢要更多一些，宝宝的内衣则多是宝宝尿了或便便了，因此应当分开洗涤，

避免二次污染。另外，深色衣物和浅色衣物也要分开洗涤，避免造成染色。

不能和大人衣物混洗。在清洗宝宝的衣物时，注意不要和成年人的衣物混洗。因为大人会外出，衣物上沾有的细菌会更多，对抵抗力较弱的宝宝来说，存在健康隐患。所以一定要单独清洗宝宝的衣物，最好给宝宝准备专用的洗具。

阳光下暴晒

宝宝的衣物漂洗干净后，最好用晒太阳的办法除菌。因为阳光中的紫外线具有一定杀菌消毒的作用，而且安全无毒、无副作用。在天气好、光线强的情况下，一般晒2个小时左右就可以了，如果是气温低的冬季，太阳较好，就多晒一会儿，晒半天也是可以的。如果没有出太阳，还有其他的消毒方法，可以在晾到半干时，用电熨斗熨一下，熨斗的高温同样也能起到除菌和消毒的作用。

宝宝衣服存放有讲究

宝宝的衣物收纳是每个妈妈每天都要遇到的问题，除了让宝宝穿得好，也要注意衣服的存放细节。

要彻底洗净、晒干后再存放。宝宝的衣服在存放前一定要彻底清洗干净，并置于阳光下暴晒杀菌。如果给宝宝穿过，随手一扔，很容易滋生细菌，并产生异味，如果长时间未清洗，衣服就很难洗干净。

放置于干燥、通风的地方。洗干净的衣服一定要存放在干燥通风的地方，让衣服充分"呼吸"，最好是放在宝宝专用的柜子里。

久存衣物在穿之前要重新洗涤晾晒。存放了好几个月的衣服再次穿时，最好重新洗涤一遍，并放在阳光下充分展开晾晒，有助于杀菌消毒。

不宜放樟脑丸。樟脑对人体有害，尤其是对宝宝有不利影响，会破坏血液中的红细胞而导致急性溶血。其他驱虫剂最好也不要放在宝宝的衣服柜子里。

宝宝衣箱用塑料箱还是纸箱

宝宝每日换洗的衣服，妈妈都会细心收起来，也会给宝宝准备一个专门的柜子或装在箱子里放入大衣柜，常见的衣箱有塑料箱和纸箱，那么两种箱子哪种更好呢？

纸箱：纸箱多为一次性使用，更为干净，而且纸箱较为透气，没有异味，但是纸箱容易受潮，受潮后容易滋生霉菌，因此较适合天气干燥的北方家庭使用。

塑料箱：塑料箱的防潮性较好，能够直观观察箱内物品，方便妈妈管理宝宝衣物，但是透气性要差一些，适合气候潮湿的地区使用。应注意的是，在存放宝宝衣物之前最好先做一次清洗。

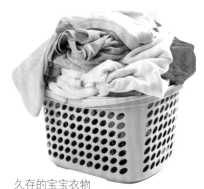

久存的宝宝衣物在穿之前应重新洗涤晾晒。

分开存放	分类存放	不用密封袋	不放底层抽屉
宝宝的衣服不仅要跟大人的衣服分开洗，还要分别存放，因为洗涤要求不同，一起存放可能会导致宝宝的衣物被污染。	宝宝的内衣、尿布更贴近宝宝的皮肤，应当跟宝宝的外衣、睡袋分别存放，避免交叉感染的同时，也方便取用。	宝宝的衣物不要使用密封袋，因为封闭是发霉的祸根，衣物也是需要透气的，新手爸妈可以使用布质的收纳袋分类收纳宝宝衣服。	不要将宝宝的衣物放置在最底层的抽屉，尤其是家住一楼的情况，将衣服放在最下层更容易反潮，滋生霉菌。

晒

月嫂经验晒出来

五星月嫂细数宝宝穿衣常见误区

宝宝穿衣服的学问可多了，可能新手爸妈一个不注意，宝宝穿得不对了，就容易出现不适、生病等问题，下面五星月嫂结合实际经验教新手爸妈避开宝宝穿衣的误区。

⚠ 给宝宝佩戴饰物

给宝宝戴饰物，对健康百害而无一利。

首先，金属饰品中的铬、镍、铜、锌等成分都会对皮肤产生刺激，而某些塑料制品也同样会引起过敏反应。宝宝皮肤娇嫩，接触这些东西，会增加患上过敏性皮炎的概率。

其次，手镯等饰品在宝宝手腕上磨来磨去，容易擦破皮肤，导致局部破损、发炎。而戴在脖子、手腕、脚踝上的红绳等易勒住皮肤，影响血液循环，尤其是脖子上的，弄不好会造成组织坏死和呼吸困难。

最后，首饰上的小部件如果被宝宝误食，可能引起窒息。

所以，如果亲戚朋友给宝宝买了饰品，当时戴上拍照留念即可，不要长期给宝宝佩戴。

⚠ 都穿分体衣服

宝宝尿尿或者拉臭臭是经常的事，一拉就得换衣服，有的妈妈为了省心，觉得只换裤子更方便，就给宝宝穿上分体衣，清洗也不会很麻烦。可是妈妈却忽略了一点，分开的衣服很容易在宝宝的挣扎中缩上去，露出肚脐和小肚子，宝宝的肚脐需要很细心地呵护，一旦受凉，可能引发肚脐感染，小肚子更是容易受凉。如果真的得了病，就太不划算了。

⚠ 为了容易清洗，穿化纤制品

宝宝的神经功能尚未发育完善，容易兴奋，出汗比大人都要多。化纤织品的衣物，虽然颜色美而且易清洗，但是吸水性和透气性差，不但伤害皮肤，还会伤害细嫩的私处。一般来说，棉布类纺织品吸湿、透气、散热、柔软等性能均比化纤好，不容易引起过敏性疾病。

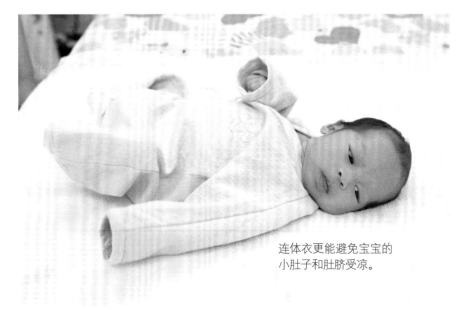

连体衣更能避免宝宝的小肚子和肚脐受凉。

⚠ 裹"蜡烛包"的宝宝睡得香

宝宝出生后，家里的老人习惯用毯子或小棉被把宝宝包裹起来，并且用带子或绳子捆绑成"蜡烛包"，认为这样保暖，宝宝还睡得安稳。

这种护理方法并不符合宝宝的生理发育要求，会妨碍宝宝的四肢骨骼、肌肉的生长发育，而且紧紧地包裹宝宝，限制其胸廓的运动，会影响肺的功能发育。如果家人不经常打开包裹，宝宝也容易形成尿布疹、肺炎、皮肤感染、褶皱处糜烂等，宝宝出汗过多，还会导致脱水热的发生。

所以新手爸妈最好不要给宝宝包"蜡烛包"，可以选择能自由活动的斗篷式拉链袋、有袖大衣式睡袋等替代。

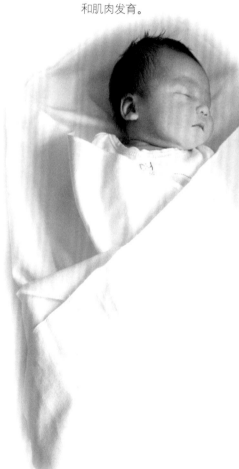

裹"蜡烛包"不利于宝宝四肢的骨骼和肌肉发育。

⚠ 衣服宽松才不会影响宝宝发育

许多新手爸妈都会担心太紧的衣服可能会影响宝宝的发育，所以给宝宝选衣服时尽量选择宽松一点的款式，这样做却有可能让宝宝着凉。因此，新手爸妈在选择衣服时还是要选松紧适当的。

松紧适当的衣服既不会让宝宝产生束缚感，也不会让宝宝着凉生病。即要选衣身宽松的衣服，不影响宝宝的身体发育，一般宽出1~3厘米即可；衣服的袖口处要紧，不能太宽，以免进风，最好是收口设计的，这样更为保暖。

⚠ 给宝宝戴手套防止抓伤

宝宝出生后，指甲长得快，小手经常抓破自己的脸，很多妈妈心疼得不得了，为了避免宝宝抓伤自己，就给宝宝戴上了手套。

但是，专家建议，不要给宝宝戴手套，因为宝宝小手的乱抓、不协调活动等探索是心理、行为能力发展的初级阶段，如果给宝宝戴上了手套，可能会妨碍其认知和手的动作能力发展。

新手爸妈应每天清洗宝宝的小手，勤替宝宝剪指甲，鼓励宝宝尽情用双手玩耍。宝宝在玩耍过程中如果感觉到用手抓脸不舒服，就会懂得"还是不抓好""这是我的脸"，于是改为用手背蹭脸，并渐渐学会拿玩具玩。

⚠ 经常穿长衣长裤

宝宝出生以后，新手爸妈生怕宝宝受到一点伤害，用长衣长裤把宝宝的每一寸肌肤都保护得严严实实的。但是在夏季，最好还是给宝宝穿上短袖，虽然宝宝的温控调节能力还没有完善，但抵抗力其实并没有许多新手爸妈想象中那么差，捂太长的衣服会适得其反。

另外，还有些新手爸妈担心宝宝容易患上呼吸道疾病和胃肠道方面的疾病，就一年四季给宝宝穿长衣长裤，五星月嫂要告诉新手爸妈，保证衣服能够遮住胸口和腹部，让宝宝不受凉就可以了，不用穿得过多。

⚠ 宝宝睡觉不穿衣服更舒服

许多新手爸妈都常常疑惑，宝宝睡觉应该穿多少衣服呢。有些新手爸妈怕宝宝睡得不自在，干脆让宝宝光着身子睡觉，其实这是不科学的。

宝宝睡觉时应少穿衣服，但是不能不穿衣服，尤其是在冬季。新生儿睡觉时尽量用衣物裹着，如果不把宝宝包好，宝宝很容易着凉。因为宝宝睡觉时很不安稳，宝宝的两条腿会不停地蹬踢，往往会把被子踢开，不穿衣服的宝宝很容易受凉感冒，因此新手爸妈一定要给宝宝穿衣服，以防宝宝踢被子而着凉。

⚠ 衣服脏了也要等到洗澡再换

宝宝的衣服沾上奶渍、果水、粪便等污渍是常有的事。衣服上沾了难清洁的污渍，应马上把衣物换下清洗，以保持衣物干净如初。不要非等到宝宝洗澡时再洗，衣服上的污渍对宝宝的皮肤会有刺激作用，而且这些奶渍、蔬果水污渍容易变质、滋生细菌，对宝宝的健康没有好处。另外，污渍深入纤维后，花上几倍的力气也难洗干净。

平时的喂养可以借助围嘴来避免弄脏宝宝的衣服，但是，一旦弄脏，就要尽快清洗。

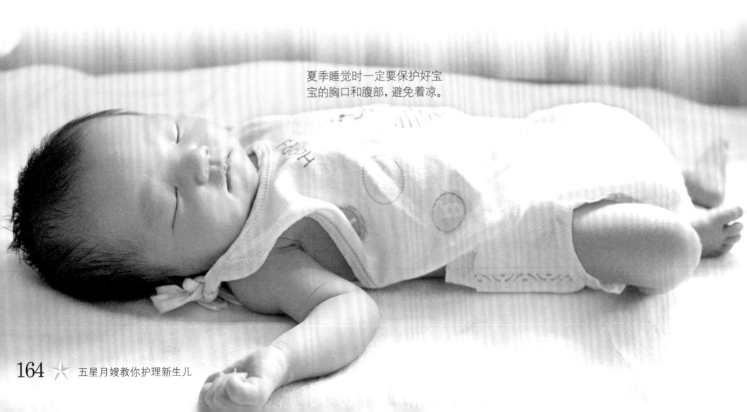

夏季睡觉时一定要保护好宝宝的胸口和腹部，避免着凉。

⚠ 新衣服不洗就给宝宝穿

有时新买回来的衣服看起来很干净，而且没有什么异味，有些新手爸妈会不进行清洗就给宝宝穿上，这是非常不正确的做法。

一件衣服从生产到新手爸妈的手上，要经过下料、剪裁、缝制、包装、运输、批发、零售等环节，每个环节都有接触、感染到致病菌的可能，还会沾上一些肉眼观察不到的有害物质。而新生儿的身体免疫力较弱，皮肤的角化层薄，表皮缺乏溶菌素，长期接触这些有细菌或是含有害物的衣服，容易受到伤害，从而出现过敏、红疹、瘙痒等现象。

所以新买来的衣物一定要清洗晒干后再给宝宝穿。

此外，在给宝宝买衣服时应该选择稍大一点的，因为宝宝的衣服都是棉质的，过水洗涤后很容易缩水变小，如果衣服缩水变小，宝宝穿着过紧会不舒服，不穿了又会造成浪费。因此适当买大一些，会让宝宝穿着更舒适。

⚠ 二手衣物不消毒

随着二胎政策的全面落地，不少家庭也迎来了二胎。二手衣物又重新被爸妈重视了起来，虽然妈妈会给宝宝准备新衣服，但是家里

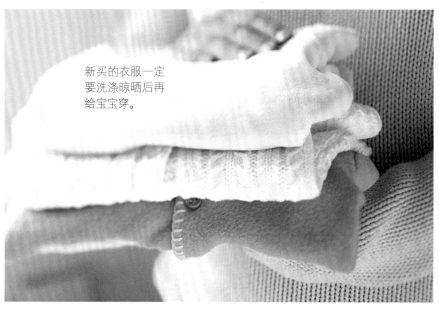

新买的衣服一定要洗涤晾晒后再给宝宝穿。

的老人们还是认为新的不如旧的穿得舒适，所以应该给宝宝准备一些旧衣物，最好是都穿旧的，舒服又经济。

确实如此，宝宝长得快，衣服也换得快，所以不少衣服都闲置，留给小一点的宝宝穿，似乎也是经济的做法。但是应注意，宝宝的贴身内衣不要用二手的，而且拿来的二手衣服要进行彻底的清洁和消毒后再给宝宝穿。

父母可用开水烫洗的方法给二手衣服消毒，也可用婴儿专用的消毒液清洗，最好清洗后在太阳下晒晒，这是更为安全有效的消毒方法。

⚠ 用除菌剂、漂白剂消毒

有些洗涤剂写着能除菌、漂白，很多妈妈都会觉得，使用除菌剂或者漂白剂可以有效杀死细菌，从而给宝宝更好的保护。其实这样的做法是不可取的，因为这些除菌剂跟漂白剂一般很难漂洗干净，而且漂白剂含有化学成分，用漂白剂洗宝宝的衣服会伤害宝宝柔嫩的肌肤。妈妈应该尽量选择宝宝专用的清洗剂，或者用天然的、刺激小的肥皂来清洗宝宝的衣物。

生病、不适与喂药

宝宝生病、不适，要冷静处理
✿ 新生儿发育不完全，会出现生理上的不适，新手爸妈不要过分担心。

✿ 分辨病症原因后及时进行护理。

✿ 当宝宝哭闹不止，护理起不到作用时，应及时带宝宝去医院就诊。

✿ 宝宝生病后，分泌物增多，新手爸妈应及时清理。

新生儿用药需谨慎
✿ 宝宝用药需谨慎，最好询问医生后再使用。

✿ 宝宝患感冒、咳嗽等疾病很常见，新手爸妈可以在家中常备一些适合的药物。

✿ 一般宝宝不爱喝药，新手爸妈应耐心尝试。

✿ 喂药前应看保质期，不给宝宝喝过期药。

✿ 宝宝皮肤较薄，在皮肤上涂药，渗透、吸收能力强，因此外用药涂抹面积不要过大，浓度也不宜过高。

✿ 尽量不要给宝宝打针、输液。

疫苗，为宝宝健康保驾护航
✿ 计划内疫苗应带宝宝按时接种。

✿ 计划外疫苗，根据宝宝具体情况再做选择。

✿ 母乳喂养也要接种疫苗。

✿ 接种疫苗前需做好准备，接种后应注意护理。

✿ 如果宝宝有发热、低体重等情况，应暂缓接种疫苗。

宝宝生病
要谨慎处理！

宝宝生病对食欲与睡眠质量都会有影响，不利于宝宝的成长，为了宝宝的健康，新手爸妈在日常护理上要早做预防，并且应及时接种疫苗。

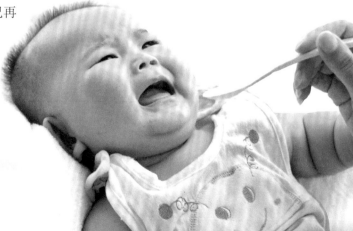

月嫂汇总：宝宝生病护理速查小词典

新生儿黄疸是指新生儿时期，由于胆红素代谢异常，引起血中胆红素水平升高，而出现以皮肤、黏膜及巩膜黄染为特征的病症，是新生儿中最常见的临床问题，多为生理性黄疸，出生后 7~10 天会自行消退。

新生儿黄疸

高热惊厥与发热性疾病中体温骤然升高、小儿神经系统发育不完善有关，最常见的诱因是呼吸道感染。长时间的高热惊厥容易引起缺氧缺血性脑损伤，重者影响智力发育，遗留神经系统后遗症，一经发现应立即就医。

高热惊厥

奶水由食道逆流到咽喉部时，在吸气的瞬间误入气管，即呛奶。轻微的呛奶，宝宝自己会调适呼吸及吞咽动作，只要密切观察宝宝的呼吸状况及面色即可；严重者需送医院抢救。

呛奶

有些宝宝会突然出现大声哭叫，哭时面部渐红，口周苍白，抱哄或喂奶都不能缓解，而最终以哭得力竭、排气或排便而停止，这种现象通常称为婴儿肠绞痛，是小儿急性腹痛中最常见的一种，需及时就医。

肠绞痛

乙型肝炎疫苗是用于预防乙肝的特殊药物，可刺激免疫系统产生保护性抗体。健康宝宝出生后接种乙型肝炎疫苗基本都不存在什么风险。

乙型肝炎疫苗

除国家规定宝宝必须接种的疫苗外，其他需要接种的疫苗都属于计划外疫苗，计划外疫苗接种遵循自费、自愿的原则，新手爸妈可以根据宝宝自身情况及所处地域流行病情况，有选择性地给宝宝接种。

计划外疫苗

新生儿常见疾病与不适

从宝宝出生的那一刻开始，新手爸妈的心就被宝宝占满了，生怕哪里照顾不到位，就会让宝宝不舒服或者生病。但是，宝宝生病是难免的，新手爸妈一定要冷静应对，学习正确的护理方法，让宝宝尽快康复、健康成长。

新生儿黄疸有不同

新生儿基本都会出现黄疸，黄疸可以分为生理性黄疸和病理性黄疸，大部分新生儿都是生理性黄疸，新手爸妈不用过于担心。

生理性黄疸

宝宝出生两三天出现皮肤黄染，四五天达到高峰，轻者可见面部、颈部出现黄疸，重者躯干、四肢出现黄疸，大便色黄，尿不黄。正常新生儿7~10天黄疸消退，早产儿可能会延迟2~4周。新生儿生理性黄疸是一种正常的生理现象，新手爸妈不必担心。

病理性黄疸

如果宝宝出生后24小时内就出现黄疸，而且每天黄疸间歇性加重，全身皮肤重度黄染，呈橘皮色，或者皮肤黄色灰暗，大便色泽变浅呈灰白色，尿色深黄，或者黄疸持续时间超过2~4周，就可能是病理性黄疸。

另外，足月的新生儿一般在出生后7~10天黄疸消退，最迟不超过出生后2周，早产儿可延迟至出生后三四周退净。如果黄疸的消退超过正常时间，或者退后又重新出现，均属不正常，需要治疗。

肺炎的病因与预防

新生儿肺炎是宝宝在新生儿时期最常见的一种严重呼吸道疾病，通常是由以下4种情况引起的。

1. 如果宝宝刚出生时就有肺炎，多数是因为在生产过程中或者产前引起的。怀孕期间，胎宝宝生活在充满羊水的子宫里，如发生缺氧，就会因呼吸运动而吸入羊水，引起吸入性肺炎。

2. 如果早破水、产程延长，或在分娩过程中胎宝宝吸入细菌污染的羊水或产道分泌物，易引起细菌性肺炎。

3. 如果羊水被胎便污染，吸入肺内会引起胎便吸入性肺炎。

4. 在出生后发生感染性肺炎的情况，往往是宝宝接触的人中有带菌者（比如感冒）从而引起肺炎。

因此，要做好预防新生儿肺炎的工作，尽可能在宝宝第1次呼吸前，吸净口鼻腔分泌物。宝宝出院回家后，应尽量谢绝客人，尤其是患有呼吸道感染者，要避免进入宝宝房内。如果妈妈患有呼吸道感染，必须戴口罩接近宝宝。每天将宝宝的房间通风一两次，以保持室内空气新鲜。

宝宝感冒了

由于宝宝免疫系统尚未发育成熟，因此更容易患感冒，特别是在冬春季节出生的宝宝。

一般宝宝感冒将持续 7~10 天，有时可持续 2 周左右。咳嗽是最晚消失的症状，它往往会持续几周。

一旦宝宝出现感冒的症状，就要立即带他去看医生，尤其是当宝宝发热超过 37.5℃（腋下温度）或有咳嗽症状时。

如何治感冒

首先要带着宝宝去医院，进行一些检查，了解感冒的原因。

如果是合并细菌感染，医院会给宝宝开一些抗生素，一定要按时按剂量吃药。

如果是病毒性感冒，则没有特效药，主要就是要照顾好宝宝，减轻症状，一般过上 7~10 天就好了。

如果鼻子堵塞已经造成了宝宝吃奶困难，就需要请医生开一点盐水滴鼻液，在吃奶前 15 分钟滴鼻，过一会儿即可用吸鼻器将鼻腔中的盐水和黏液吸出。

鼻塞的防治

如果宝宝感冒引起鼻塞，导致呼吸困难，不仅使宝宝睡不好、哭闹，吃奶时也会有困难，而引起食欲不佳。在这个时候，妈妈可以通过以下护理方法帮助宝宝缓解鼻塞症状。

温湿毛巾敷
如果是因感冒等情况使鼻黏膜充血肿胀引起的鼻塞，可用温湿毛巾敷于鼻根部，能起到一定的缓解作用。

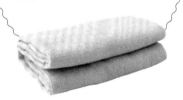

药物滴鼻
如果温湿毛巾敷鼻的效果不理想，可用 0.5% 麻黄素滴鼻子，每侧一滴。每次在吃奶前使用，以改善吃奶时的通气状态。每天使用三四次，次数不能过多，因过多使用可能造成药物性鼻炎。

勤打扫卫生
为了减少家中的过敏原，新手爸妈要勤换床单，经常吸尘，这些方法可以减少宝宝鼻敏感的情况。

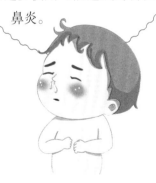

如果上述这些方法尝试过后，宝宝还是鼻塞严重，甚至鼻翼两侧青紫，应该及时到医院就诊。

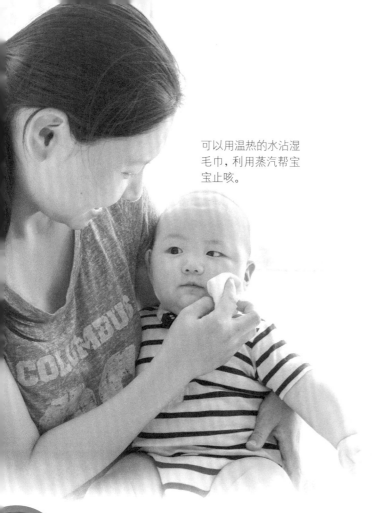

可以用温热的水沾湿毛巾，利用蒸汽帮宝宝止咳。

宝宝咳嗽先找原因

冬季是宝宝咳嗽的高发期，而宝宝咳嗽的原因有很多，如冷空气刺激、呼吸道感染和过敏等，因此最好针对宝宝咳嗽的原因来护理，必要时带宝宝去医院就诊。新手爸妈可不要乱用药，在给宝宝使用止咳药和抗生素之前，必须咨询医生，并严格按照医生建议的方法和剂量来给宝宝服用。

怎么缓解咳嗽症状

在宝宝咳嗽剧烈时，让宝宝吸入水蒸气，潮湿的空气有助于缓解宝宝呼吸道黏膜的干燥，湿化痰液，平息咳嗽。不过，新手爸妈可千万要小心，注意水温，蒸汽也应避免对着宝宝的口鼻直吹，以防烫伤宝宝。

晒

月嫂经验晒出来

室内保湿

干燥的季节更容易加重咳嗽等呼吸道疾病，新手爸妈最好给房间里加加湿，放盆干净的清水或者勤拖地，能够让宝宝好得更快。

打喷嚏别紧张

宝宝偶尔咳嗽、打喷嚏并不一定是感冒了，可能是微小物质，如棉絮、绒毛、尘埃等刺激鼻腔黏膜引起的自我保护，新手爸妈可千万别紧张，别盲目用药。

定期测体温

建议新手爸妈定时给宝宝测量体温，并做好详细记录，方便观察宝宝的变化，一旦出现异常，也便于向医生咨询。

警惕哭声异常

如果发现宝宝的哭声与平时不太一样，如哭得声嘶力竭、哭的声音细小无力，都有可能是患病了，新手爸妈应提高警惕，并尽快带宝宝去医院排查。

久咳可能是过敏

反复咳嗽数月应考虑是否有过敏因素，可在医生指导下尝试服抗过敏药，如果效果明显，再去看医生，寻找过敏原。

五星月嫂育儿干货

先找有痰部位：用耳朵靠近宝宝胸部，仔细听他的呼吸声，待听到有杂声时，那就是痰的位置，如果新手爸妈听不出来，可以先带宝宝看儿科医师，在确定痰液的位置之后，再为宝宝拍痰。

垫高肩部：晚上睡觉时，可以把宝宝的肩部以上垫高，成半卧位，这样有助于减少鼻腔内分泌物流到咽部，以免引起夜间咳嗽。

变换睡姿：睡觉时，让宝宝左右侧睡姿轮换着睡，也有助于呼吸道分泌物的排出。

不抽痰：有些新手爸妈看到宝宝咳嗽排痰很难受，想要通过抽痰的方式缓解宝宝的症状，但是抽痰的作用是有限的，痰液仍会一直分泌，无法减少宝宝不舒服的感觉，反而折腾宝宝。

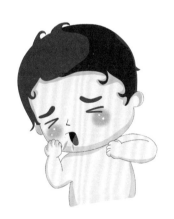

帮助咳嗽的宝宝排痰

宝宝不会吐痰，即使痰液已咳出，也只会再吞下，大量痰液堆积在呼吸道内，致使肺部肺叶坍塌，滋生细菌，严重者还会出现胸闷、呼吸困难的现象。因此，妈妈应及时给宝宝拍背帮助他排痰。

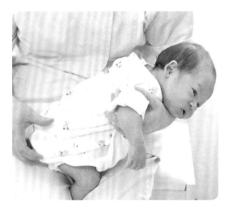

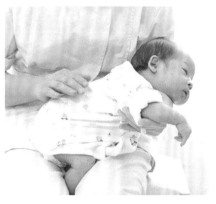

1 在宝宝剧烈咳嗽时，或是进食后2个小时，让宝宝横向俯卧在妈妈的大腿上，用你的腿夹住宝宝的腿，一只手托住宝宝的颈部。

2 拱起手背，由下向上、从外到内给宝宝拍背。手劲要适度，能感觉到宝宝背部有震动就可以了。

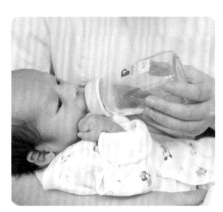

3 拍5分钟后，给宝宝喂点温开水，补充水分。温开水可以提前准备好，在给宝宝喝之前，妈妈应先用手腕试一下温度。

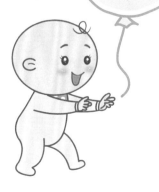

宝宝咳嗽得声嘶力竭，新手爸妈也非常心疼，室内加湿有助于缓解宝宝咳嗽症状。

了解高热惊厥

宝宝先有发热症状，随后发生惊厥，惊厥出现的时间多在发热开始后 12 小时内。在体温骤升之时，突然出现短暂的全身性惊厥发作，伴有意识丧失。惊厥持续几秒钟到几分钟，多不超过 10 分钟，发作过后，神志清楚。

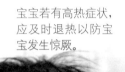

宝宝若有高热症状，应及时退热以防宝宝发生惊厥。

怎样预防高热惊厥的发生

提高免疫力：加强营养、合理膳食，经常进行户外活动，以增强体质、提高抵抗力。必要时，在医生指导下使用一些提高免疫力的药物。

预防感冒：随天气变化适时添减衣服；尽量不要到公共场所、流动人口较多的地方去；如家人感冒，应尽可能与宝宝少接触；每天开窗通风，保持家中空气流通。

学习高热惊厥家庭急救措施

1. 应迅速将患儿抱到床上，使之平卧，解开衣扣、衣领、裤带，可采用物理方法降温（用温水擦拭全身）。

2. 将患儿头偏向一侧，以免痰液吸入气管引起窒息，并用手指甲掐人中穴（人中穴位于鼻唇沟上 1/3 处）。

3. 患儿抽搐时，不能喂水、喂食，以免误入气管发生窒息或引起肺炎，可用裹布的筷子或小木片塞在患儿的上、下牙之间，以免其咬伤舌头并保障呼吸道通畅。进行家庭处理的同时应就近求治，在注射镇静及退热针后，一般抽搐就能停止。切忌长途跑去大医院，以免延误治疗时机。

高热惊厥一定要退热

宝宝体温在 38.5℃ 以下时，可采用温水擦全身、适当多喝水、清淡饮食、适度活动的方式护理。体温在 38.5℃ 以上时，需药物退热。首次发生高热惊厥后，有 30%~40% 的患儿可能会再次发作，因此妈妈要严密观察其体温的变化，一旦达到 38.5℃ 以上，应积极退热（物理退热或口服药物退热），以防止惊厥再次发生。

什么是鹅口疮

鹅口疮俗称"白口糊"，是由白色念珠菌感染所致，与吃奶留下的奶斑很难区别。如果用棉签能擦掉则为奶斑，擦不掉则为鹅口疮。

为了预防鹅口疮，妈妈和护理人员要注意个人卫生，妈妈喂奶前应该洗手并用温水擦干净自己的乳头，护理人员每次接触宝宝以前也要把自己的手洗干净，奶瓶用过后要经过沸水消毒。

鹅口疮治疗需谨慎

目前，治疗鹅口疮的方法有两种。

1.用少许2%苏打水溶液清洗口腔，再用棉签蘸1%甲紫溶液涂在口腔中，每天一两次。

2.用每毫升含5万~10万单位制霉菌素的液体涂局部，每天3次即可，涂药时不要吃奶或喝水，最好在吃奶以后涂药，以免冲掉口腔中的药物。特别要提醒新妈妈，用药前一定要跟医生确定药品及药量后再用。

宝宝长湿疹了

新生儿湿疹又名奶癣，是一种常见的新生儿和婴儿过敏性皮肤病，多见于过敏体质的宝宝。如果宝宝得了湿疹，需要从以下几个方面加以注意，这样宝宝才能好得更快。

1.如果对婴儿配方奶过敏，可改用其他代乳食品。

2.避免过量喂食，防止消化不良。

3.哺乳妈妈要少吃或暂不吃鲫鱼、鲜虾、螃蟹等诱发性食物，可多吃豆制品等清热食物。

4.哺乳妈妈不吃刺激性食物，如蒜、葱、辣椒等，以免加剧宝宝的湿疹。

5.宝宝患了严重湿疹，妈妈可带宝宝去医院，让医生给宝宝开一些可以涂抹的药，按时给宝宝用药。

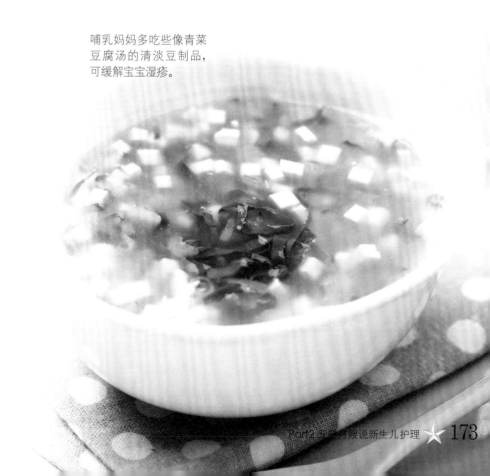

哺乳妈妈多吃些像青菜豆腐汤的清淡豆制品，可缓解宝宝湿疹。

宝宝起痱子不要慌

痱子是宝宝夏季常见的皮肤病。夏天气温高、室内通风差、穿衣服过紧、皮肤不清洁等原因造成汗液分泌多，若汗液蒸发不畅，导致汗孔堵塞，淤积在表皮汗管内的汗液使汗管内压力增加，造成汗管扩张破裂，汗液外溢渗入周围组织，在皮肤下出现许多针头大小的小水疱，就形成了痱子。

红痱：好发于手背、肘窝、颈、胸、背、腹部、臀、头面部，为圆而尖形的针头大小密集的丘疹或丘疱疹，有轻度红晕，自觉轻微烧灼及刺痒感。

白痱：好发于颈、躯干部，多数为针尖至针头大的浅表性小水疱，无自觉症状，轻擦之后易破，干后有极薄的细小鳞片。

脓痱：痱子顶端有针头大浅表性小脓疱，常发生于褶皱部位，如四肢屈侧和阴部，宝宝头颈部也常见。脓疱内常无菌，但溃破后可继发感染。

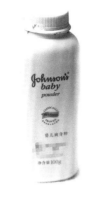

夏季给宝宝洗澡后涂抹些爽身粉可以有效预防痱子。

痱子的护理方法

1.用温开水定时擦洗患处。此方法适用于刚出痱子时，一定要用温开水，也就是煮沸了的水凉至温，不能用"阴阳水"，即一半凉水加一半沸水，更不能用凉水，否则痱子会更严重。

2.用金银花或者马齿苋煮水，放一些在宝宝的洗澡水里，或是用纱布浸湿敷于患处。这个方法也可以用于治疗湿疹，效果也非常明显，一般擦洗三四次之后有一定缓解。

怎样预防宝宝生痱子

夏天宝宝生痱子后既难受，又容易用手去抓挠，容易引起感染，以下几种预防方法新手爸妈可以学起来，保护好宝宝的皮肤。

1.及时洗澡。注意皮肤的清洁卫生，及时擦干宝宝的汗水，并及时换下宝宝身上沾有汗渍的衣服。

2.衣服不多穿。不要穿得过多，避免大量出汗。夏季的衣服材质是很重要的，夏季炎热，应选用吸水性好的薄棉布，而且衣服要宽松，透气性和吸湿性都要好，热量被散发出来，汗水被棉布衣服吸去，自然不易长痱子。

3.不要总抱宝宝。在炎热的夏天，不要一直抱着宝宝，尽量让宝宝躺在床上玩，以免长时间在大人怀中导致散热不畅，捂出痱子。

4.高温不出门。天气太热时，避免带宝宝出门，以免暑气灼伤，引起痱子。遇到气温过高的天气，可适当使用空调降低室内温度，同时注意环境通风。

5.注意通风。夏季保持室内通风凉爽很重要，应在早上或晚上温度相对较低的时候开窗通风，保持室内空气清新。如果天气太炎热，还可以适当开电扇或空调来帮室内降温，一般将室内温度保持在26℃较为舒适。

6.补充充足的水分。夏季天气炎热，宝宝爱出汗，应及时给宝宝补充水分，在给宝宝喂充足母乳的同时，可适当地给宝宝喝些温开水以补充身体水分。千万不要给宝宝喝果汁或者饮料以及冷饮。

颈部、腋下糜烂要勤清洁

由于宝宝皮肤细嫩，颈部、腋下、大腿根部等皮肤褶缝处不易通风，常处于潮湿状态，相贴的皮肤相互摩擦，易造成局部先出现充血性红斑，进而表皮糜烂，甚至出现渗液或化脓，有臭味，但糜烂面往往不再扩大至暴露的皮肤。若感染控制不好，很容易引起败血症。

可以在每天洗澡时，将皮肤褶缝扒开，清洗干净并且用柔软的干毛巾将水分吸干，特别是对肥胖、皮肤褶缝深的宝宝，更应注意。只要保持清洁、通风、干燥，宝宝很快就会痊愈。

宝宝容易胀气

常见的宝宝胀气，是因为其消化系统还未发育完全，不容易像成人那样以打嗝或放屁的方式排空，堆积在腹部就形成了胀气。

有时宝宝刚吃完奶就会哭闹，这是因为宝宝在吃奶的同时也吸进了一些空气，引起胀气，最好的解决方式就是拍嗝。

拍嗝的姿势是把手弓成空碗状，抱好宝宝，在宝宝的背部由下往上轻拍，让宝宝维持30°~45°的倾斜，不要完全平躺，如果宝宝已经大到可以坐着，维持90°坐在妈妈腿上

也可以。由于拍嗝大都是在宝宝喝完奶后进行，因此力道要拿捏好，若拍太重反而会溢奶。

由于宝宝吐出空气时，可能会同时吐出一点喝下去的奶，因此，妈妈要在手边随时准备一块布或毛巾，保护自己的衣服。

喂完奶不要马上将宝宝竖抱起来，可先让宝宝平躺，妈妈开始从1数到20，然后再把宝宝抱起来拍嗝，这样拍嗝更有效，会很快将气体排出。

呛奶怎么办

宝宝的咽喉软骨发育尚未成熟，控制力较差，很容易发生呛奶。如果呛奶抢救不及时，很容易造成宝宝窒息。新手爸妈遇到宝宝呛奶时，一定不要慌张，按照正确的步骤操作，即可避免事故的发生。

当宝宝发生呛奶时，新手爸妈要马上采取头俯侧身位，并轻轻拍打宝宝的背，将吸入的奶汁排出。同时还要注意仔细观察宝宝是否有精神不振、痛苦的表现，如果有，则需要及时就医。

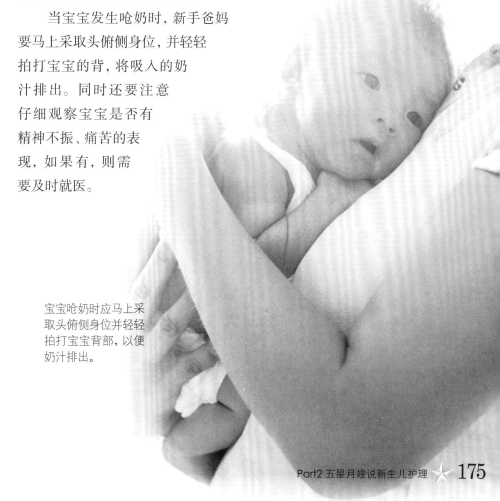

宝宝呛奶时应马上采取头俯侧身位并轻轻拍打宝宝背部，以便奶汁排出。

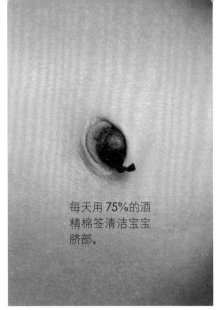

每天用 75%的酒精棉签清洁宝宝脐部。

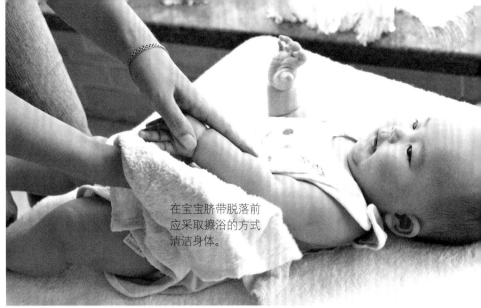

在宝宝脐带脱落前应采取擦浴的方式清洁身体。

什么是脐炎

宝宝出生后，脐带结扎会使腹腔与外界直接相通的通道被堵塞。剩下脐带残端，一般在出生后一周左右脱落，脱落的时间早晚因不同的结扎方法稍有差别。在脐带脱落前，脐部易成为细菌繁殖的温床，导致发生新生儿脐炎，此时细菌可能侵入腹壁，进而进入血液，成为引起新生儿败血症的常见原因之一。

从外观上看，起初宝宝脐部与周围组织有发红肿胀，肚脐中间发红、潮湿，有黏性或脓性分泌物，闻起来有臭味。患急性脐炎的宝宝，还常伴有厌食、呕吐、发热等症状。

预防脐炎措施

感染金黄色葡萄球菌等细菌是导致新生儿脐炎的主要原因，细菌还可以通过肚脐这个门户进入血液，引起新生儿败血症，新手爸妈应及早预防。

预防宝宝脐炎最重要的是做好断脐后的护理，保持宝宝腹部的清洁卫生，具体护理方式如下。

1.保持宝宝脐部干燥。宝宝脐带脱落之前，不要把宝宝放在盆中洗澡，最好采用擦浴的方式，因为将脐带浸湿后会导致延期脱落且易致感染。

2.选择质地柔软的衣裤减少局部摩擦。

3.宝宝洗澡后涂爽身粉时应注意不要落到脐部，以免长期刺激形成慢性脐炎。

4.不要用脐带粉和甲紫，因为粉剂撒在肚脐局部后与分泌物粘连成痂，影响伤口愈合，也增加感染机会，而甲紫只能起到表面干燥作用。

5.尿布不宜过长，不要盖住脐带，避免尿湿后污染伤口，有条件可用消毒敷料覆盖保护脐部，同时可以用 75% 的酒精擦拭脐部，每日 4~6 次，促进脐带及早干燥脱落。

6.脐带脱落后，如果脐窝处仍有分泌物，脐带根部发红，或者伤口不愈合，有脐窝湿润表现，应立即进行局部处理，可用 3% 的双氧水冲洗局部两三次后，用碘酒消毒。脐周被碘酒涂着处可用 75% 的酒精脱碘，以免妨碍观察周围皮肤颜色。

预防佝偻病从新生儿开始

虽然现在生活水平提高了，但佝偻病的现象仍有发生，父母要从新生儿期开始预防佝偻病。容易患佝偻病的宝宝主要是早产儿和出生体重较低（低于 2500 克）的宝宝、孕期缺钙的妈妈所生的宝宝、哺乳期缺钙的妈妈所哺育的宝宝、生长发育太快的宝宝、吃奶少的宝宝。

佝偻病的早期表现主要是好哭、睡眠不安、多汗、夜惊，尤其是多汗刺激，让宝宝经常摇头擦枕，导致枕秃。

预防佝偻病的方法大致有以下三点。

1. 多晒太阳和户外活动。

2. 从出生第 15 天开始，每天补充适量的维生素 A、维生素 D。

3. 提倡母乳喂养，哺乳期间妈妈要补充适量的钙剂、鱼肝油，并多晒太阳。

为了保证宝宝的健康发育，新手爸妈一定要早做预防。另外，如需补充药剂，则需要咨询医生。

新生儿便秘怎么办

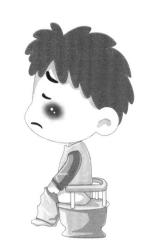

新生儿发生便秘的情况不是非常多，但新生儿早期有胎便性便秘，这是因为胎便稠厚，积聚在结肠和直肠内，使得排出量很少，产后 72 小时还尚未排完，表现为腹胀、呕吐、拒奶。对于这种类型的便秘，新手爸妈可在医生指导下使用开塞露刺激。

胎便排出后，症状就会消失不再复发。如果随后又出现腹胀这种顽固性便秘，要考虑是否患有先天性巨结肠症。

新生儿便秘容易发生在人工喂养的宝宝身上。如果排便并不困难，并且大便也不硬，新生儿精神好，体重也增加，这种情况就不是病。如果排便次数明显减少，每次排便时还非常用力，并在排便后可能出现肛门破裂、便血，则应积极处理，及时到医院诊治。千万不可自行用泻药，因为泻药有可能导致肠道的异常蠕动，若不及时诊治，可能造成肠坏死，严重时还会危及生命。

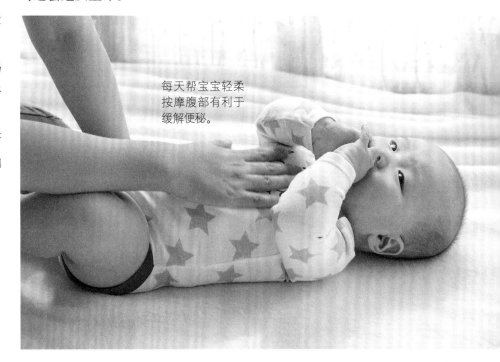

每天帮宝宝轻柔按摩腹部有利于缓解便秘。

如何判断宝宝是否腹泻

宝宝消化功能尚未发育完善，由于在子宫内是母体供给营养，出生后需独立摄取、消化、吸收营养，宝宝消化道的负担明显加重，在一些外因的影响下很容易引起腹泻。那么怎么判断宝宝是否腹泻呢？大致从排便次数和大便形状上来做判断。

1.根据排便次数。正常的宝宝大便一般每天一两次，呈黄色糊状物。腹泻时会比正常情况下排便增多，轻者4~6次，重者可达10次以上，甚至数十次。

2.根据大便形状。如果为稀水便、蛋花汤样便，黏液便或脓血便，宝宝同时伴有吐奶、腹胀、发热、烦躁不安、精神不佳等表现，就是腹泻的症状。

宝宝腹泻时护理重点

腹泻的宝宝需要妈妈的细心呵护，宝宝腹泻时的护理注意事项有如下几点。

1.隔离与消毒。接触生病宝宝后，应及时洗手；宝宝用过的碗、奶瓶、水杯等要消毒；衣服、尿布等也要用开水烫洗。

2.注意观察病情。记录宝宝大便、小便和呕吐的次数、量和形状，就诊时带上大便采样，以便医生检查、诊治。

3.外阴护理。勤换尿布，每次大便后用温水擦洗臀部，女宝宝应自前向后冲洗，然后用软布吸干，以防泌尿系统感染。

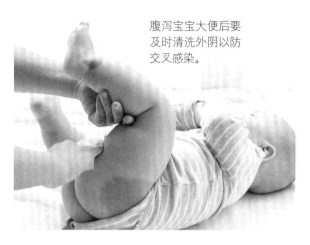

腹泻宝宝大便后要及时清洗外阴以防交叉感染。

保护好小肚子

宝宝的小肚子绝对不能受凉，否则很容易引起腹泻，因此无论处在什么季节，妈妈都要将宝宝小肚子的保暖工作做到位。

不依赖痱子粉

很多新手爸妈都用痱子粉预防宝宝长痱子，其实痱子粉不能多用，痱子粉容易吸水，用的太多，会在宝宝皮肤褶皱处形成潮湿的块状，不利于皮肤干爽，容易导致皮肤发红、糜烂。

蚊叮传染疾病

蚊虫叮咬不但伤害宝宝皮肤，而且会引起皮肤感染、淋巴结肿大、发热，更严重的是可以传播一些疾病，如流行性乙型脑炎等，因此新手爸妈要谨防宝宝被蚊虫叮咬。

注意家中卫生

预防宝宝被蚊虫叮咬，更要注重清洁家中卫生，将一些平时被忽略的死角打扫干净，有助于减少蚊虫滋生，从源头预防宝宝被叮咬。

什么是肠绞痛

肠绞痛的宝宝会出现突然性大声哭叫，可持续几小时，也可阵发性发作。哭时宝宝面部渐红，口周苍白，腹部胀而紧张，双腿向上蜷起，双足发凉，双手紧握，抱哄、喂奶都不能缓解，而最终以哭得力竭、排气或排便而停止，这种现象是婴儿肠绞痛的表现。

这是由于宝宝肠壁平滑肌阵阵强烈收缩或肠胀气引起的疼痛，是小儿急性腹痛中最常见的一种，常常发生在夜间，多半发生在3个月以内的宝宝身上，并多见于易激动、兴奋、烦躁不安的宝宝，发病原因大致可分为以下三点。

1. 宝宝吃奶时吞入大量空气、哭闹时也吸入较多空气，气泡在肠内移动，致腹痛。

2. 宝宝吃奶太急或者是吃得过饱，使胃过度扩张引起不适。

3. 饥饿时，宝宝阵阵啼哭引起胃肠痉挛；牛奶过敏等原因也会诱发肠绞痛。

怎么预防肠绞痛

婴儿肠绞痛目前没有有效的预防方法，但是在护理宝宝的过程中还是需要注意一些细节，以免由于喂养或护理不当等人为因素造成宝宝肠绞痛。

1. 母乳喂养的宝宝，妈妈在饮食上需忌口，不吃辛辣味重、寒凉刺激性食物，以免影响乳汁的质量。人工喂养的宝宝，冲调的奶水温度一定要适宜，避免太热或太凉，刺激宝宝的肠胃。

2. 适当给宝宝补充益生菌，保持菌群功能平衡，抑制有害菌引起的异常发酵，帮助胃肠消化。

肠绞痛的应急处理方法

当宝宝肠绞痛发作时，妈妈应将宝宝竖着抱起来，让他的头伏于妈妈肩上，轻拍背部排出胃内过多的空气，并用手轻轻按摩宝宝腹部。另外，也可用布包着热水袋放置于宝宝腹部，使肠痉挛缓解。但是要注意，热水袋温度不宜过高，以免烫伤宝宝。如果宝宝腹胀严重，则用小儿开塞露进行通便排气，并密切观察宝宝，若有发热、脸色苍白、反复呕吐、便血等现象，则应立即到医院检查，不可耽搁诊治时间。

将宝宝竖着抱起来，轻拍背部，可相对缓解宝宝肠绞痛。

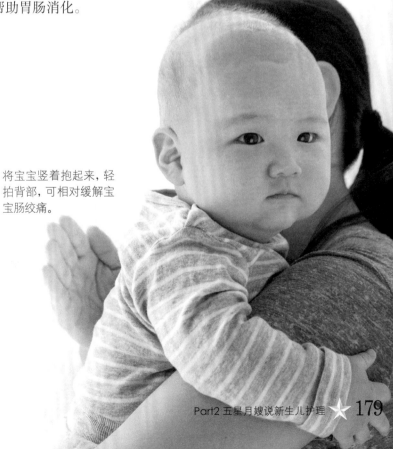

新生儿用药

新手爸妈希望宝宝健康成长，当宝宝稍有不适时，相信新手爸妈都会紧张。那么，如果家里准备一个小药箱，备一些小儿常用药，在面对生病的宝宝时，新手爸妈就不用那么慌张了。

别擅自给宝宝用药

宝宝生病了，新手爸妈焦急的心情是可以理解的，但是也不要随意给宝宝用药。

宝宝生了什么病，吃什么药，吃多少量，均应由医生经过检查、诊断后确认，如果新手爸妈凭借着自身或其他人用药经验给宝宝用药，很可能起不到治疗的效果，不仅会拖延宝宝的病情，还可能导致宝宝吃错药影响身体健康。

另外，应服用的药量也不能随意更改，不要因为觉得吃药不见效就擅自增加药量，这会导致宝宝服药过量，发生危险。

用药前后的注意事项

医生开的药也不是拿来就用，用药前的注意事项和用药后的观察，均是会被新手爸妈忽略的细节，下面五星月嫂给你提个醒。

1.宝宝用药前要注意。注意所保存的药品的出厂日期和失效日期。若发现药片变色，药液浑浊或沉淀，中药丸发霉或虫蛀等，应丢弃不用。

2.正确使用外用药。酒精（乙醇）为家庭常备消毒剂，常用浓度为75%，这样才能达到杀菌消毒的目的。用药后，还要观察宝宝有无皮肤过敏现象。

可根据医生建议，在家中备些小儿常用药。

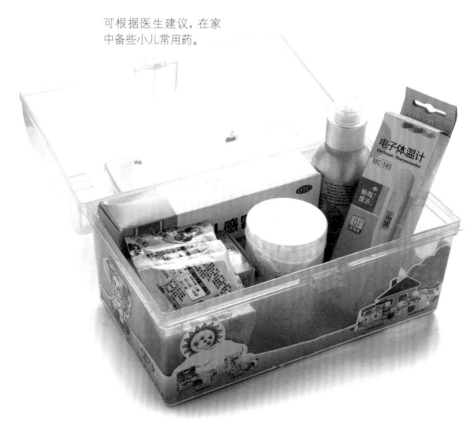

给宝宝喂药没那么难

宝宝基本都不爱喝药，在给宝宝喂药时，面对哭闹的宝宝，新手爸妈常常手忙脚乱，束手无策。到底该怎样给宝宝喂药呢？

喂药的时间有规律。吃奶前半小时至1小时，宝宝的胃已排空，有利于药物吸收，还可避免服药后呕吐。但对胃有强烈刺激作用的药物，须在宝宝进食1小时后服用。

准备工作要做好。喂药时，先给宝宝戴好围嘴，准备好纸巾或毛巾，然后仔细查看好药名和剂量。药液要先摇匀，粉剂、片剂要用温开水化开、调匀。

给宝宝喂药前应将准备好的药物应放在宝宝拿不到的地方，以

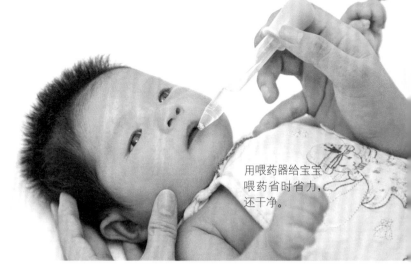

用喂药器给宝宝喂药省时省力，还干净。

免宝宝打翻。禁止在宝宝哭闹时喂药或捏着鼻子灌药，这样做容易把药和水呛入气管，引起窒息。

给宝宝喂药时先抱起宝宝，取半卧位，用滴管或塑料软管吸满药液，将管口放在宝宝口中，每次以小剂量慢慢滴入。等宝宝咽下后，再继续喂药。若发生呛咳，应立即

停止喂药，抱起宝宝轻拍后背，以免药液呛入气管。若宝宝又哭又闹不愿吃药，可将宝宝的头固定，用拇指和食指轻轻捏住双颊，使宝宝张开嘴巴，用小匙紧贴嘴角，压住舌面，让药液从舌边慢慢流入，待宝宝吞咽后再把小匙取走。

药品收好	定期更换	药奶不混喂	成人药不能喂	药有副作用
新手爸妈会给宝宝准备一些常用药品，这样一旦宝宝有任何不适，能够第一时间进行处理。不过，新手爸妈一定要将药品收好，即便是给宝宝上药时，也不要放到宝宝的手能轻易够到的地方。	一定不要给宝宝使用过期药，这就要求新手爸妈在平时就要定期检查宝宝的药品，看看是否有短缺、过期情况，并及时添补、更新药品。	新手爸妈不要将药物放入母乳、配方奶中喂，这样不仅会破坏母乳、配方奶的营养成分，还会降低药效，并不利于宝宝的恢复。	新生儿对药物的吸收、代谢与成人大不相同，用药不论在药物、剂型的选择、剂量的决定上，都需要专业医生做特别考量，不要拿大人药品直接磨粉、减量来喂宝宝。	任何一种药物都有副作用，如果宝宝吃药后有任何异常的反应，请立刻咨询医生。平时吃药，新手爸妈最好记录下药物名称、使用的剂量及副作用导致的反应，以便就医时能够告诉医生，便于医生治疗及调药。

晒

月嫂经验晒出来

新生儿的免疫接种

新生儿从母体来到这个大千世界，此时免疫功能尚且不足，对一些疾病缺乏抵抗能力。为了让宝宝健康成长，新手爸妈要遵医嘱，及时做好宝宝的免疫接种工作。

计划内疫苗接种具体时间表

计划内免疫所涉及的传染病，不仅在各地普遍流行，而且传染性极强，致死率、致残率极高，宝宝非常容易被感染，新手爸妈一定要按时给宝宝接种。以下的疫苗接种程序仅供新手爸妈参考，具体程序应详询当地医院。

宝宝疫苗接种一览表

年龄	卡介苗	乙型肝炎疫苗	脊髓灰质炎疫苗	无细胞百白破疫苗	麻风二联疫苗	甲型肝炎疫苗	麻风腮疫苗	乙脑减毒疫苗	流脑疫苗
出生	●	●							
1月龄		●							
2月龄			●						
3月龄			●	●					
4月龄			●	●					
5月龄				●					
6月龄		●							●
8月龄					●				
9月龄									●
1岁								●	
18月龄				●		●	●		
2岁				●				●	
3岁									● A+C
4岁			●						
6岁				● 白破			●		
小学四年级									● A+C
初中一年级		●							
初中三年级				● 白破					
大一学生				● 白破					

疫苗接种前注意事项

接种疫苗是为了确保宝宝健康成长，新手爸妈要记得带宝宝定时去接种，在去之前，还有一些接种前应注意的事项，提前了解有利于宝宝顺利接种疫苗。

1.带好《儿童预防接种证》，这是宝宝接种疫苗的身份证明。

2.如果有什么禁忌和慎用，让医生准确地知道，以便保护好宝宝的安全。

3.准备接种前1天给宝宝洗澡，当天最好穿清洁宽松的衣服，便于医生接种。

4.如果宝宝有不适，急性传染病、高热惊厥、湿疹等症状需要暂缓接种。

卡介苗

卡介苗的接种，可以增强人体对结核病的抵抗力，预防肺结核和结核性脑膜炎的发生。当患有开放性肺结核的病人咳嗽和打喷嚏时，容易将结核杆菌散布到空气中，如果被没有抵抗力的宝宝吸入体内，就会造成感染，并可能发展为肺结核。目前我国采用活性减毒疫苗为新生儿接种。接种后的宝宝对初期症状的预防效果达80%~85%，可以维持10年左右的免疫力。

接种时间：出生满24小时以后，第1针。

接种部位：左上臂三角肌中央。

接种方式：皮内注射。

暂缓接种的情况：当宝宝患有高热、严重急性症状及免疫不全、

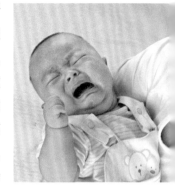

出生时伴有严重先天性疾病、低体重、早产儿、严重湿疹、可疑的结核病时，不应接种疫苗，可暂缓接种时间，待医生确认宝宝恢复后才可接种。

注意事项：接种后10~14天在接种部位有红色小结节，小结节会逐渐变大，伴有痛痒感，4~6周变成脓包或溃烂，此时新手爸妈不要挤压和包扎。溃疡经两三个月会自动愈合，有时同侧腋窝淋巴结肿大。如果接种部位发生严重感染，应及时请医生检查和处理。

领疫苗接种证	不分国产、进口	早上打疫苗	转移注意力	生病不打疫苗
一般在宝宝出生后就可以去领取《儿童预防接种证》了，领取地址需要询问当地疫苗接种医院或社区医院，因为每个地区的领取地点不同。	正规的进口疫苗和国产疫苗都通过了国家卫生部门的严格检查，新手爸妈可以根据自己的经济承受能力选择使用。	最好在上午打疫苗，这样，白天能够更好观察宝宝接种后的情况，如果出现异常，也能及时找医生治疗。	新手爸妈带见针哭闹的宝宝去打疫苗时，可以边逗笑边脱掉袖子，转移宝宝的注意力，让宝宝不知道自己在打针。	健康的宝宝接种疫苗才更安全，也更有效，如果宝宝有湿疹、发热等疾病，就不要接种了，否则只会对宝宝造成伤害。

晒

月嫂经验晒出来

乙型肝炎疫苗

乙型肝炎在我国的发病率很高，慢性活动性乙型肝炎还是造成肝癌、肝硬化的主要原因。如果怀孕时母亲患有高传染性乙型肝炎病，那么宝宝出生后的患病可能性达到90%，所以让宝宝接种乙肝疫苗是非常必要的。目前我国采用安全的第二代基因工程疫苗，出生24小时后为每一个宝宝常规接种。

接种时间：出生满24小时以后注射第1针，满月后第2针，满6个月时第3针。

接种部位：大腿前外侧。

接种方式：肌肉注射。

禁忌：如果宝宝是先天畸形及严重内脏功能障碍者，出现窒息、呼吸困难、严重黄疸、昏迷等严重病情时，不可接种。早产儿在出生1个月后方可注射。

注意事项：家族中有过敏史的新生儿，在接种疫苗前，新手爸妈应及时向医务人员反映，通过皮试后再接种乙型肝炎疫苗。

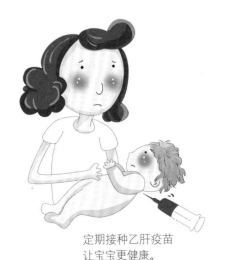
定期接种乙肝疫苗
让宝宝更健康。

接种后可能出现不良反应

大多数宝宝在接种乙型肝炎疫苗后不会出现任何症状。但是，也有少数宝宝可能会出现以下不良反应。

接种部位一般在接种后24小时左右出现红肿、发痒、硬结等情况，1~3天内症状基本会消失。新手爸妈在发现这样的情况后，应保证接种部位清洁，不要让宝宝抓挠，如果红肿过于严重，用热毛巾热敷消肿。

还有些宝宝会出现不同程度的发热，伴有恶心、食欲不振、精神不好、腹痛、腹泻等不良反应，但是一般在24小时内就会消失，最多不会超过3天。但如果宝宝发热严重，温度达到39℃以上或有持续高热不退的情况，应带宝宝尽快就医。

黄疸未退视情况接种乙肝疫苗

宝宝满月时要接种乙肝疫苗第2针，医生发现有些宝宝皮肤黄疸仍然未退。此时要分析，如果宝宝体重、身高增长理想，精神状态也好，大便为黄色，很可能为母乳性黄疸，可以暂停母乳3~5天。如果黄疸明显减退，就可以证实为母乳性黄疸，此时可以注射乙肝疫苗。如果宝宝精神状态不好，身高、体重增长不理想，很可能是其他病理性引起的黄疸，建议新手爸妈带宝宝到儿科进一步诊治，而不要盲目给宝宝接种疫苗。

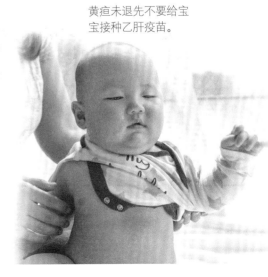
黄疸未退先不要给宝宝接种乙肝疫苗。

疫苗接种后注意事项

按时接种疫苗后，新手爸妈可别以为这样就可以了，还有很多事情需要新手爸妈去做，适当的护理及观察接种后宝宝的反应都是非常重要的。

1. 用棉签按住针眼几分钟，不出血时方可拿开棉签，不可揉搓接种部位。

2. 要在接种场所休息观察30分钟左右，如果出现不良反应，可以及时请医生诊治。

3. 接种后让宝宝适当休息，多喝水，注意保暖，以防诱发其他疾病。

4. 接种疫苗的当天不要给宝宝洗澡，以免宝宝因洗澡而受凉患病。

5. 接种疫苗后如果出现轻微发热、食欲缺乏、烦躁、哭闹的现象，不必担心，这些反应一般几天内会自动消失，但如果反应强烈且持续时间长，就应立刻去医院就诊。

一些计划外的疫苗也可以接种

计划外的疫苗是可以根据宝宝自身情况来决定是否需要接种的疫苗。可以选择的计划外疫苗有以下3种，新手爸妈可以根据实际情况进行选择。新手爸妈如果无法确定是否要给宝宝接种，也可以询问医生是否有接种的必要。

流感疫苗	肺炎疫苗	水痘疫苗
对于7个月以上，患有哮喘、先天性心脏病、慢性肾炎、糖尿病等抵抗疾病能力差的宝宝，一旦流感流行，容易患病并诱发旧病发作或加重，应考虑接种。	肺炎是由多种细菌、病毒等微生物引起的，单靠某种疫苗预防效果有限，一般健康的宝宝不主张接种。体弱多病的宝宝可以考虑选用。	如果宝宝抵抗力差应该接种；对于身体好的宝宝可不用接种，因为水痘是良性自限性"传染病"，即使宝宝患了水痘，产生的并发症也很少。

不宜接种疫苗

宝宝患有严重的心脏、肝脏、肾脏、结核疾病等不宜接种，因为这些宝宝体质较差，不会有一定的预防效果，甚至还会导致其他的疾病。

疫苗推迟多久

在宝宝身体条件不允许的情况下，疫苗是可以暂缓接种的，一般会推迟1个月，具体日期根据宝宝的情况和医生的诊断确定。

需要复诊

有一些疫苗是需要在接种后一段时间去指定医院复诊的，如卡介苗，如果没有接种成功，是需要补种的。在给宝宝打疫苗时，最好问清楚是否需要复诊及复诊时间。

状态差要就医

如果宝宝在接种过某种疫苗后，出现嗜睡、情绪低落的现象，需要及时找医生诊断。

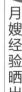

晒

月嫂经验晒出来

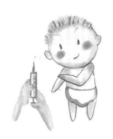

五星月嫂细数宝宝生病护理常见误区

宝宝都较容易生病，几乎每个宝宝都面临着这样的问题，但对于新手爸妈来说，预防、护理宝宝疾病真的很难，还容易走入护理误区，下面跟着五星月嫂进行一次疾病护理扫盲吧。

⚠ 得了肺炎就关窗捂被

宝宝得了肺炎后，要一直关着窗户，只让宝宝蒙着被子。其实这样做对宝宝身体恢复没有好处。

肺炎是一种呼吸道疾病，保持室内空气流通，阳光充足，可减少空气中的致病细菌，阳光中的紫外线还有杀菌作用，因此应勤开窗户通风才有助于宝宝恢复健康。患儿的衣物、被子都不要太厚，过热会使患儿烦躁，导致呼吸急促，加重呼吸困难，让宝宝更加不舒服。

⚠ 治疗不见效，赶紧换药

其实有些宝宝的治疗并不是立竿见影的，药物起作用需要有一定的时间。如果病情没有恶化，需配合医生继续吃药，由医生评价治疗效果是更为科学的，而且频繁换药不利于对疾病的控制，起不到很好的治疗作用。

⚠ 漏服药物要补喂

宝宝吃药，在用量上要很谨慎，如果漏服药物，就不要补喂了。因为往往新手爸妈发现漏喂的时候，已经过去了一段时间，甚至已经接近下次喂药时间了，这时再给宝宝补喂，宝宝吸收的药量就会增加，很容易使喂药量超出药物的安全用药范围，易产生危险。因此，新手爸妈千万别忘了给宝宝喂药，按时、按量服药，宝宝才能好得快。

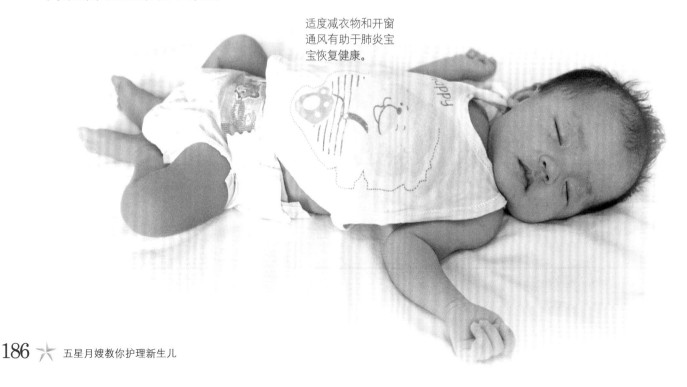

适度减衣物和开窗通风有助于肺炎宝宝恢复健康。

⚠ 有些疾病已经绝迹，可以不接种疫苗

由于免疫接种的实施，有一些传染性疾病在某一地区或国家的发生率可能降到了非常低的水平，但这并非意味着传染那些疾病的细菌及病毒已经绝迹，在世界上的其他国家或地区可能还很普遍，旅游者可能会将这些病菌带过来，很快得到蔓延。如果周围的人群都接种了疫苗的话，那么感染上传染病的概率就会降低。

⚠ 母乳喂养的宝宝不用打疫苗

母乳中存在一定的免疫球蛋白，可以增强宝宝的体质，提高宝宝的免疫力，但并不是说母乳喂养的宝宝就不用接种疫苗了。

因为母乳并不能像疫苗一样可以预防某些特定的传染病，母乳喂养的宝宝可能会少感冒，但并不能预防脊髓灰质炎、百日咳等疾病，新手爸妈还是应当及时带着宝宝去接种疫苗。

⚠ 接种过疫苗就不会生病

疫苗能有效保护宝宝这一点毋庸置疑，全世界数以万计的儿童都通过接种疫苗的方式远离脊髓灰质炎、白喉等疾病，但是为了使疫苗安全，生产疫苗所使用的病毒或细菌都被灭活或减毒，没有一种疫苗的保护率是100%的，大多数常规使用的疫苗保护率在85%~95%之间。由于不同宝宝存在个体差异，因此不能保证所有人都能免疫成功。不过绝大多数宝宝都能接种成功。

⚠ 所有宝宝接种的疫苗都一样

新生儿除了卡介苗和乙肝疫苗外，一般不需其他特殊的接种疫苗，但如果因为母亲染上疾病，可能对新生儿造成危害的话，则需要特殊接种。

如果母亲是乙肝病毒携带者，在怀孕后三个月最好注射乙肝高效价免疫球蛋白，新生儿出生24小时内注射第一次乙肝高效价免疫球蛋白和乙肝疫苗，以后第两三个月也要注射乙肝高效价免疫球蛋白，第五六个月要注射乙肝疫苗，这样能够最大限度地防止宝宝被传染。

由于早产儿对乙肝病毒的免疫力低于足月儿，所以胎龄小于32周的早产儿需在7月龄进行血清学检测，如果乙肝表面抗体浓度较低，则需加强接种。

如果妈妈感染人类免疫缺陷病毒（HIV），宝宝感染HIV后不会立即出现症状，但由于免疫力比较弱，由HIV发展成艾滋病的时间很短。因此，出生以后随时可能出现症状，出生后需要接受6周的抗艾滋病药物治疗，并且不能进行母乳喂养。

⚠ 打疫苗全听医生的，不用问东问西

预防同一种疾病，新手爸妈可能有几种疫苗的选择，但可能有的接种点医生不会告知所有可选择疫苗的信息。在拥挤嘈杂的候诊室，怀抱着宝宝，新手爸妈很难通过几分钟的短暂咨询就了解到所有关心的问题。其实只要学会"4问"，就可以快速读懂接种知情告知书，让宝宝的接种更安心：这个疫苗预防什么病？这个疫苗有什么禁忌证？这个疫苗接种后可能会发生什么不良反应？除了这个疫苗，还有没有其他选择？

附录 特别宝宝的养护

对于早产儿、剖宫产宝宝、巨大儿、双胞胎或者多胞胎宝宝，新手爸妈除了有着初为人之父母的欣喜和激动外，对新生儿的护理也要面对非常高的挑战性。新生儿日常护理涉及宝宝生活的各个细节，新手爸妈如果准备不充分，往往会措手不及。那么，特殊宝宝的日常护理都需要注意什么呢？

养护剖宫产宝宝

剖宫产宝宝由于没有经受产道的自然挤压，在呼吸系统的完善方面较弱，需要在出生后加强。新手爸妈要注意以下几个方面的事项。

坚持母乳喂养

由于剖宫产宝宝没有经过产道，未接触母体菌群，加上抗生素的使用以及母乳喂养延迟，其肠道中的有益菌数量少，因此免疫力比自然分娩的宝宝低，过敏、感染的风险较高。为了预防外来细菌感染和过敏，最好的办法就是坚持母乳喂养。

轻轻摇晃

剖宫产宝宝的平衡能力和适应能力可能比自然分娩宝宝稍差，所以宝宝出生后，新手爸妈应该多抱着宝宝轻轻摇晃，让宝宝的平衡能力得到初步的锻炼。摇晃时要注意，不要太用力，否则容易损伤宝宝大脑。

多做运动

多让宝宝做运动，可增强免疫力。刚出生时，新手爸妈应多帮宝宝翻身，利用宝宝固有的反射训练抓握、迈步；稍大点可以训练宝宝爬行。

抚触按摩

皮肤是人体接受外界刺激的最大感觉器官，是神经系统的外在感受器。多给宝宝做抚触按摩，可以刺激神经系统发育，促进宝宝生长及智能发育。做抚触按摩，新手爸妈要用爱、用情、用心抚触宝宝的每一寸肌肤。要做到手法温柔、流畅，让宝宝感觉舒适、愉快。抚触顺序：前额→下颌→头部→胸部→腹部→双上肢→双下肢→背部→臀部。

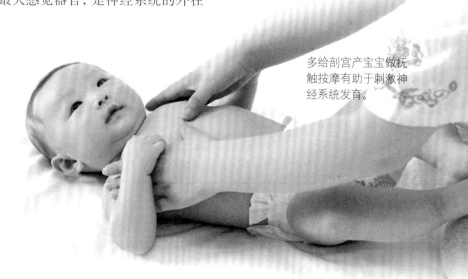

多给剖宫产宝宝做抚触按摩有助于刺激神经系统发育。

养护早产儿

妈妈要付出更多的精力和耐心来照顾早产儿，给早到的天使更多的关爱。一般来说，怀孕未满 37 周出生的宝宝称为早产儿。与足月儿相比，早产儿发育尚未成熟，体重多在 2500 克以下，即使体重超过 2500 克，也不如足月儿成熟。

坚持母乳喂养

早产儿体重增长快，营养供给要及时，最好是母乳喂养。早产儿妈妈的乳汁和一般产妇的母乳有许多不同，其中所含的各类营养物质，包括蛋白质、氨基酸都更多，它是专为早产儿准备的特殊食物，所以早产儿尤其要母乳喂养。如果由于某些特殊原因不能母乳喂养，那么最好去购买专为早产儿配制的配方奶。

给早产儿储备母乳

大多数早产儿都会在医院住上几天，可能暂时不能实现亲自哺喂，此时，妈妈要坚持挤奶，在一开始，需要每天至少挤 5 次，每次约 20 分钟。挤出的奶可以放冰箱冷藏，在 8 天之内喂给宝宝，超过这个期限又没有放冷冻室的母乳就不要再给宝宝喝了。

怎样护理早产儿

早产儿属于特殊的新生儿群体，一出生就应该得到特有的关爱和照顾。为了更好地照顾早产儿，新手爸妈可采取以下措施。

1.注意给宝宝保温。注意室内温度，因为早产儿体内调节温度的机制尚未完善，没有较多的皮下脂肪为他保温，失热很快，因此保温十分重要。室温要控制在 25~27℃，每 4~6 小时测体温一次，保持体温恒定在 36~37℃。

2.补充各种维生素和矿物质。由于早产儿生长快，又储备不足，维生素 A、B 族维生素、维生素 C、维生素 E、维生素 K、钙、镁、锌、铜、铁等也都应分别在出生后一周至两周开始补充，最好喂食母乳。初乳中各种人体必需的元素，蛋白质、脂肪酸、抗体的含量都高，正好适合快速生长的早产儿。如母乳不足，则采用早产儿配方奶。

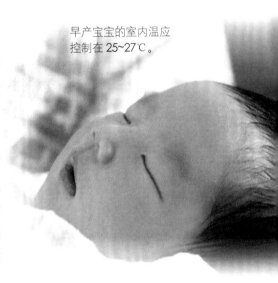

早产宝宝的室内温应控制在 25~27℃。

3.谨防感染。早产儿的居室避免闲杂人员入内。接触早产儿的任何人（包括母亲和医护人员）须洗净手。接触宝宝时，大人的手应是暖和的，不要随意亲吻、触摸宝宝。母亲或陪护人员若感冒则要戴口罩，腹泻则务必勤洗手，或调换人员进行护理。

4.定期回医院追踪检查及治疗，如视力、听力、黄疸、心肺、胃肠消化及接受预防注射等。

养护巨大儿

宝宝体重超过 4500 克，临床称之为巨大儿。巨大儿除了会给妈妈分娩带来麻烦外，其生下后往往体质"外强中干"，身体抗病能力弱，但妈妈不要太过担心，做好宝宝的护理工作一样可以使宝宝健康可爱。

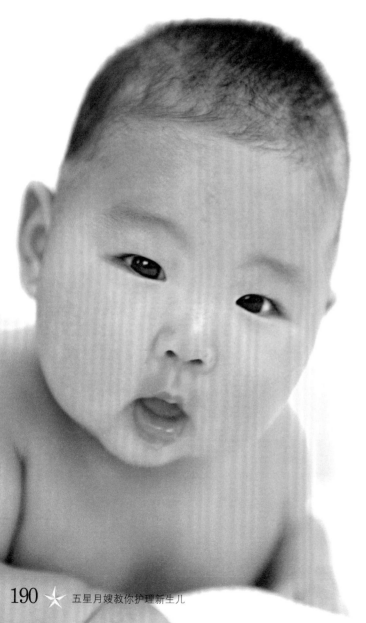

及时喂养

巨大儿容易发生低血糖、低血钙或者高胆红素血症，约 10% 还伴有先天畸形等疾病。因此，巨大儿出生后 1 小时就应开始喂 10% 的葡萄糖，每次 5~10 毫升，每小时 1 次。如果妈妈没有糖尿病，还是应尽早给宝宝喂母乳。

根据自身情况喂养母乳

生下巨大儿的妈妈常提示患有糖尿病。这样的巨大儿最好采用人工喂养，以防妈妈服降糖药通过乳汁影响婴儿。如果妈妈身体健康，那么就要保持心情愉快，保持乳汁的质和量，以供给巨大儿宝宝享用。

合理膳食

如果妈妈身体健康，那么就要保持心情愉快，及早开奶，并保持乳汁的质和量，以供给巨大儿享用，其他护理方面可以和普通宝宝一样。对于母乳喂养和混合喂养的宝宝，妈妈一定要合理膳食，不要吃过于油腻、味甜、味重的食物。对人工喂养的宝宝，一定要注意控制每顿奶的量，不要过食，做到少食多餐。

注意皮肤清洁

巨大儿宝宝往往较胖，皮肤褶皱较多，妈妈在日常护理过程中更要注意保持宝宝皮肤的洁净，以免宝宝出汗捂坏皮肤。在清洁后，一定要擦干褶皱里的水，夏季应注意给宝宝涂些爽身粉，以免宝宝的皮肤出现问题。

养护双胞胎

一举两得的妈妈很幸福，也很操心，辛苦并快乐着，这是双胞胎和多胞胎妈妈的真实写照。由于在妊娠期，妈妈的营养要同时供应两个胎宝宝生长，因此双胞胎宝宝大多数没有单胎胎宝宝长得好，其对环境的适应能力和抗病能力均较一般单胎新生儿差。有时可能出现护理不周的情况，会使双胞胎宝宝易患病，因此对双胞胎的喂养和护理要加强。

预防低血糖

双胞胎出生后 12 个小时之内，就应喂哺 50% 糖水 25~50 毫升。这是因为双胞胎宝宝体内不像单胎足月儿那样有那么多的糖原储备，饥饿时间过长会发生低血糖，影响大脑的发育。

坚持母乳喂养

12 小时内可喂 1~3 次母乳，母乳喂养的双胞胎宝宝需要按需哺乳。体重不足 1500 克的双胞胎宝宝，每 2 小时喂奶 1 次；体重在 1500~2000 克的宝宝，夜间可减少 2 次；体重 2000 克以上的宝宝，每 3 小时喂 1 次。

补充营养元素

从双胞胎宝宝出生的第 2 周起可以补充菜水、稀释过的鲜橘汁、钙片、鱼肝油等，从第 5 周起应增添含铁丰富的食物。但一次喂入量不宜多，以免引起消化不良。

双胞胎用品

现今有许多市售的双胞胎、多胞胎使用的婴儿车、婴儿床、摇篮等，一是方便，二是可以让双胞胎和多胞胎宝宝从小培养起亲密无间的亲情，妈妈不妨给宝宝准备一下。

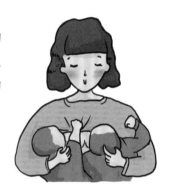

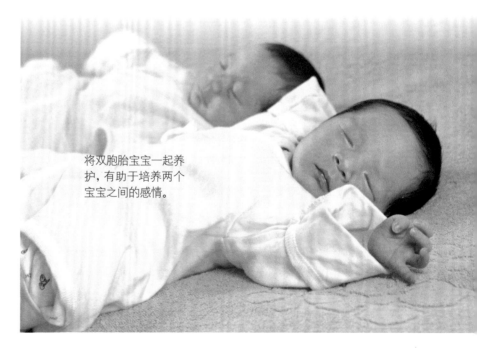

将双胞胎宝宝一起养护，有助于培养两个宝宝之间的感情。

图书在版编目 (CIP) 数据

五星月嫂教你护理新生儿 / 张素英主编 . -- 南京：江苏凤凰科学
技术出版社，2018.1
（汉竹·亲亲乐读系列）
ISBN 978-7-5537-8177-8

Ⅰ . ①五… Ⅱ . ①张… Ⅲ . ①新生儿－护理－基本知识 Ⅳ .
① R174

中国版本图书馆 CIP 数据核字 (2017) 第 100045 号

中国健康生活图书实力品牌

五星月嫂教你护理新生儿

主　　　编	张素英	
编　　　著	汉竹	
责 任 编 辑	刘玉锋　张晓凤	
特 邀 编 辑	魏　娟　张　瑜　张　欢	
责 任 校 对	郝慧华	
责 任 监 制	曹叶平　方　晨	

出 版 发 行	江苏凤凰科学技术出版社
出版社地址	南京市湖南路 1 号 A 楼，邮编：210009
出版社网址	http://www.pspress.cn
印　　　刷	北京艺堂印刷有限公司

开　　　本	715 mm×868 mm　1/12
印　　　张	16
字　　　数	130 000
版　　　次	2018 年 1 月第 1 版
印　　　次	2018 年 1 月第 1 次印刷

标 准 书 号	ISBN 978-7-5537-8177-8
定　　　价	39.80 元

图书如有印装质量问题，可向我社出版科调换。